"十二五"职业教育国家规划教材
经全国职业教育教材审定委员会审定
技能型紧缺人才培养培训实训教材

教育部全国护理技能大赛指定用书

总主编 皮红英 张黎明 吴欣娟 绳 宇 徐 红

护理实训教材·妇产科护理分册

主 编 薄海欣 孙婷婷
副主编 陈 洁 刘鹭燕 徐 扬 王雪芹
编 者（按姓氏汉语拼音排序）

薄海欣 曹艳虹 陈 洁 方辉艳 嵇升云
李广隽 李江华 刘鹭燕 刘亚红 马 蓓
马文洁 牟 琳 沈 斌 舒军萍 孙婷婷
唐 瑜 王 晶 王 迎 王海燕 王雪芹
熊利华 徐雅轲 徐 扬 袁 嫒 朱 珠
宇绍芬

U0390612

科学出版社
北 京

内 容 简 介

　　全书共分 9 章，重点介绍了妇科、产科、计划生育常用护理操作技能与配合。每一项操作技能均按照目的、评估、操作过程、评价、健康教育、注意事项 6 个步骤进行编写，注重操作过程的规范化和标准化，采用文字叙述与图表相结合的形式，使内容精炼、步骤清晰、图文并茂，便于理解和掌握。书末附有强化自测题，为学生强化所学重点知识。

　　本书可满足临床见习、实习护士和低年资护士提高岗位适应能力、尽早胜任护理岗位之需，还可帮助提高临床护理人员和相关从业人员的护士考试应考能力。

图书在版编目（CIP）数据

护理实训教材·妇产科护理分册 / 薄海欣，孙婷婷主编 . — 北京：科学出版社，2017.11

ISBN 978-7-03-055401-7

Ⅰ . 护… Ⅱ .①薄… ②孙… Ⅲ . 妇产科 - 护理学 - 中等专业学校 - 教材 Ⅳ . R47

中国版本图书管 CIP 数据核字（2017）第 279297 号

总策划：王文海 / 责任编辑：池　静 / 责任校对：张凤琴
责任印制：赵　博 / 封面设计：张佩战

科 学 出 版 社 出版
北京东黄城根北街 16 号
邮政编码：100717
http://www.sciencep.com
北京汇瑞嘉合文化发展有限公司 印刷
科学出版社发行　各地新华书店经销

*

2017 年 11 月第 一 版　　开本：787×1092 1/16
2017 年 11 月第一次印刷　　印张：7 1/2
字数：178 000

定价：45.00 元
（如有印装质量问题，我社负责调换）

前　言

　　护理学是一门实践性、应用性很强的学科。随着医学技术及护理新技术的快速发展，护理技能也呈现多样性、灵活性、综合性及人性化等特点，为适应我国护理专业日新月异的发展形势，保证护理技能教学与临床护理的有效衔接，护理教育模式也必须进行相应的改革，希望护生在学习各专科理论知识的同时，也能掌握临床使用的各种护理技术，实现学校与临床的快速对接。本教材从实训角度出发，以护士职业能力为核心、以临床护理技能为导向、注重以人为本和综合素质的提高，教材体系和教学内容体现妇产科护理专业特色。

　　本书在广泛、深入调研的基础上，收集妇产科护理所涉及的各种操作技术，使用简明扼要的文字阐明每项技术的目的、评估、操作过程，还对每项操作提供评价方法、健康教育及注意事项等内容，使实训项目更系统、完善；引入新理论、新技术、新项目，使之更加贴近临床，更好地满足临床护理岗位需求；注重操作过程的规范化和标准化，采用文字叙述与图表相结合形式，内容精炼，步骤清晰，图文并茂，便于理解和掌握。本书末附有强化自测题，内容紧密围绕实训主题，所有试题均附有标准答案，以更好地帮助学生学习。

　　本书撰写得到许多妇产科护理专家的鼎力支持，在此表示衷心感谢！本书不足之处，诚请各位同仁批评指正，以便不断修改、完善。

编　者

2017 年 8 月

目　录

第一章

绪 论

妇产科护理学是一门诊断并处理女性现存和潜在健康问题的专业学科，它涉及范围广、整体性强，是与内科、外科、儿科护理学并驾齐驱的主干专业，也是现代护理学的重要组成部分。

第一节 妇产科临床护理工作特点

妇产科护理学是关注女性生殖系统解剖与生理、心理动态变化的过程。其护理对象大多数是处于一生当中特殊时期的妇女，涉及家庭多要素，包括婴儿、家庭其他成员等；关系母婴生命安危，责任重大；也时常涉及患者生理、心理隐私，需要更多人文关怀。因此，在临床护理过程中，既要掌握基础医学知识，也要熟悉预防医学、相关护理学及人文社会学科等知识，树立整体护理观念，同时熟练掌握专科操作技能，并且综合运用到临床实践中，为患者提供系统化整体护理。

一、妇产科护理工作内容

妇产科护理工作内容与妇产科护理任务密切相关。护理对象包括处于生命各阶段不同健康状态的女性，以及相关的家庭成员和社会成员，以确保妇女在整个生命周期不同身体阶段的健康、安全，保证胎儿、新生儿的生存及健康成长。学习妇产科护理学目的在于学好理论知识和掌握专业技能，发挥护理特有职能，为患者减轻痛苦、促进健康、恢复健康，帮助护理对象尽快获得生活自理能力；为健康女性提供自我保健知识、预防疾病并维持最佳健康状态。因此，妇产科护理工作内容包括孕产妇护理、妇科疾病患者护理、计划生育指导及妇女保健等内容。

二、妇产科护理工作范畴

妇产科护理学研究范畴包括产科护理、妇科护理、计划生育、妇女保健四大部分。

产科护理学是一门针对妇女妊娠、分娩及产褥全过程中所发生的一切生理、心理、病理改变进行评估，采取适当措施帮助新生命诞生的护理学科。产科护理包括产科学基础、生理产科学、病理产科学、胎儿及新生儿护理四大部分，其护理对象主要是正常人群的特殊生理时期，此阶段孕产妇心态复杂，不易很好配合医护工作，并且该阶段孕产妇生理病理变化快，意外情况多，需要护士去识别、去帮助、去救治。因此，产科护理不仅仅是正常产前产后护理，还涉及全身各系统疾病的护理，这对产科护士专业技能提出了更高的要求。

妇科护理学是一门研究妇女非妊娠期生殖系统的一切病理改变并对其进行评估、采取适当护理措施、促进女性健康的护理学科。妇科疾病主要包括女性生殖系统炎症、女性生殖器肿瘤、月经失调、女性生殖器损伤、女性生殖器畸形及女性其他生殖器疾病。妇科疾病患者在病理变化的同时往往伴有强烈的心理变化，特别是围绝经期妇女，其生理、心理变化更为突出，是妇科疾病的高发人群，要求护士在护理躯体疾病的同时重视心理护理，树立整体护理观念，运用整体护理管理程序管理护理对象。

在我国，妇产科护理学还包括计划生育。计划生育是我国的一项基本国策，它不是孤立地控制生育、降低人口数量，而是与妇幼保健、妇女健康密切结合。计划生育护理包括避孕指导、绝育技术的配合、协助处理非意愿妊娠及优生宣教等内容，是妇产科护理不可缺少的一部分。

妇女保健学是根据女性生殖生理特征，以保健为中心，以群体为对象的一门新兴学科。主要研究妇女一生各时期的生理、心理、社会适应能力的保健要求。

第二节 妇产科护理技能新进展

为适应医学模式转变和社会发展过程中对生育、健康及医疗保健需要的变化，妇产科护理学也随着妇产科学不断发展和现代护理服务模式转变进行相应调整，并得到迅速发展，也取得很多新进展，突出表现在以下几个方面。

一、妇科围术期护理技能

近年来，妇科肿瘤学发展迅速，绒毛膜癌的化学治疗取得了近乎根治的效果；保留生育功能的手术为年轻肿瘤患者保留生育功能带来生机；妇科手术方式也已由过去的开腹手术逐渐转变为经阴道手术、宫腔镜下手术、腹腔镜下手术或机器人微创手术。妇科护理技能随着医疗技术的发展也得到快速的发展，在女性生殖器官良、恶性肿瘤病变围术期护理及恶性肿瘤患者介入、化学治疗、放射治疗护理上，形成了科学的微创阴式手术、腹腔镜手术、介入化疗、放化疗、机器人手术等护理规范，并对围术期患者心理护理方面进行临床研究。随着人们对健康需求的提高，盆底障碍性疾病也逐渐被重视，其治疗与护理也得到快速发展，提高了女性生活质量。

二、产科护理技能

以往的产科学是"以母亲为中心"的理论体系。产科护理学着重研究孕妇正常分娩机制、妊娠并发症护理、异常分娩护理、产褥期母体变化等，重视分娩期母婴安全护理，对孕前指导、孕期保健及新生儿喂养、生长发育等方面研究较少。随着人们对优生优育需求提高，一些新技术新业务也随之产生，如孕前咨询、孕期系列序贯筛查、胎心电子监护技术、产前运动指导、待产体位指导、分娩期非药物镇痛、产后喂养指导、乳旁加奶、新生儿游泳、新生儿抚触、新生儿疾病筛查及产后家庭访视等，不断满足人们对优生优育的需求，将来随着产前诊断技术不断创新和辅助生育技术日新月异的发展，产科围生期护理体系也将得到进一步完善。

三、计划生育护理技能

计划生育不仅要求控制生育、降低人口，还要求每对夫妇和个人实现其生育目标，对生育数量、间隔和时机，自由地、知情地、负责地做出选择。近年来，在避孕措施、避孕材料及终止意外妊娠技术方面都有较快的发展，在避孕指导、手术配合技术、术后健康宣教等方面都有相应的进展。

总之，随着基础学科、妇产科学和医学模式的不断发展，妇产科护理技能也必将有很大的创新和发展。

第二章

妇科基本护理技能

妇科基本护理技能主要包括会阴擦洗，阴道灌洗，阴道、宫颈局部上药，坐浴，引流管护理，妇科术前皮肤准备及妇科术前肠道准备。

第一节　会阴擦洗

会阴擦洗技能是指使用一定的擦洗工具和擦洗溶液对会阴及肛门部进行清洁处理的一种技能，以提高患者舒适感和促进会阴伤口愈合，防止生殖系统、泌尿系统的逆行感染。

【目的】

1. 清洁患者外阴部，预防泌尿系感染。
2. 观察会阴部皮肤、黏膜情况。
3. 促进手术后及产后伤口愈合。

【评估】

1. 患者会阴伤口情况，分泌物的量、性质、有无异味等。
2. 患者意识状态及合作能力。

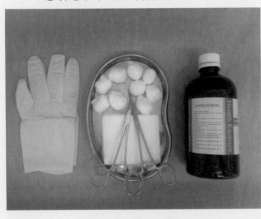

图 2-1　擦洗用物

【操作过程】

1. 护士准备　衣帽整齐，洗手，戴口罩。
2. 物品准备　治疗车、一次性垫巾、会阴擦洗包（内含无菌棉球、弯盘、冲洗钳 2 把、纱布）、擦洗液（清水、0.02% 碘伏溶液或 0.1% 苯扎溴铵溶液等）、手套（图 2-1）。
3. 环境准备　请无关人员回避，关闭门窗，调节室温，采取适当遮挡。
4. 核对医嘱，携用物至患者床旁。
5. 辨识患者，向患者解释会阴擦洗目的和过程，取得患者配合。协助患者取仰卧位，双腿屈曲分开，脱裤至膝部以下，臀下垫一次性垫巾（图 2-2）。

6. 戴清洁手套，打开会阴擦洗包，用一把冲洗钳夹取干净的药液棉球，用另一把冲洗钳夹住棉球进行擦洗。一般擦洗 3 遍。擦洗顺序：第 1 遍自耻骨联合向下至臀部，先擦净一侧后换棉球同样擦净对侧，再换棉球自阴阜向下擦净中间。自上而下，由外至内，初步擦净会阴部的污垢、分泌物和血迹等；第 2 遍顺序由内向外，或以伤口为中心向外擦洗，每擦洗一个部位更换一个棉球，最后擦洗肛门；第 3 遍顺序同第 2 遍，擦洗次数以清洁为标准。最后用纱布擦干会阴部（图2-3）。

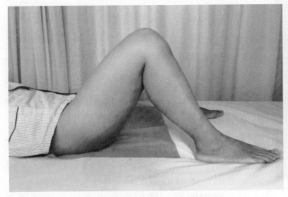
图2-2　摆放体位

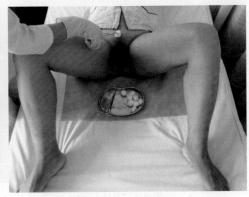
图2-3　会阴擦洗

7. 擦洗结束后，撤出一次性垫巾，协助患者整理衣裤及床单位。

8. 整理用物，洗手。

【评价】

会阴部皮肤、黏膜清洁。

【健康教育】

1. 向患者介绍会阴部伤口护理方法，如保持会阴部清洁、干燥。

2. 指导患者观察会阴及会阴伤口愈合情况，如组织有无红肿、伤口有无分泌物及性质。如有不适及异常情况及时向医护人员反馈。

3. 告知患者注意个人卫生，勤换内裤。

【注意事项】

1. 留置尿管者，要将尿道口周围擦洗干净，同时注意尿管是否通畅，避免尿管脱落或打结。

2. 擦洗时注意观察患者反应。

3. 最后擦洗有伤口感染的患者，以避免交叉感染。

第二节　阴道灌洗

阴道灌洗技能是指应用一定的灌洗工具和灌洗溶液对阴道进行清洁处理的一种技能，常用于各种阴道炎、宫颈炎的治疗及妇科手术前的常规阴道准备。

【目的】

1. 促进阴道血液循环，减少阴道分泌物，达到治疗炎症的目的。

2. 妇科术前行阴道灌洗以减少术中污染的机会。

【评估】

1. 患者意识状态及合作能力。

2. 患者有无急性生殖器炎症、阴道异常出血，是否在月经期及会阴清洁度等。

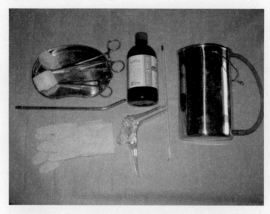

图 2-4　灌洗用物

【操作过程】

1. 护士准备　衣帽整齐，洗手，戴口罩。

2. 物品准备　冲洗筒（含调节夹的橡皮管）、冲洗头、一次性垫巾、弯盘、一次性窥具、冲洗液（生理盐水、0.02% 碘伏溶液、0.1% 苯扎溴铵溶液、2% ～ 4% 碳酸氢钠溶液、1% 乳酸溶液等）、止血钳 2 把、消毒海绵 2 块、温度计（图 2-4）。

3. 环境准备　请无关人员回避，关闭门窗，调节室温，采取适当遮挡。

4. 核对医嘱，携用物至患者床旁或请患者到治疗室。

5. 辨识患者，向患者解释阴道灌洗目的和过程，取得患者配合。

6. 准备灌洗液：根据患者病情配置灌洗溶液 500 ～ 1000ml，水温为 41 ～ 43℃。将灌洗筒挂于冲洗架上，距床高 60 ～ 70cm，排去管内空气，放置于弯盘内（图 2-5）。

7. 协助患者躺于检查床上，取膀胱截石位，臀下垫一次性垫巾（图 2-6）。

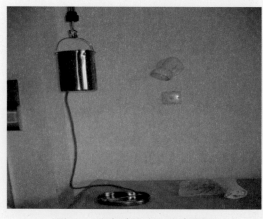

图 2-5　准备冲洗液及挂冲洗桶

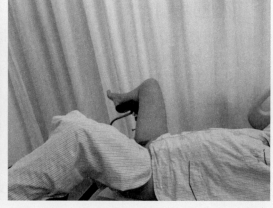

图 2-6　摆放体位

8. **消毒**　用止血钳夹海绵块蘸碘伏溶液擦拭外阴，由上至下，由外向内；再用另一止血钳夹海绵块蘸碘伏溶液消毒阴道内壁。

9. **灌洗**　连接无菌冲洗头，先冲洗外阴部（冲洗头不接触外阴），再用窥器扩张阴道，将冲洗头送进阴道深部，由内向外冲洗（图 2-7，图 2-8）；待冲洗液剩约 100ml 时，夹闭橡皮管；将窥器轻轻下压，使阴道内残留液体流出；退出窥器和冲洗头，再冲洗一次外阴部。

10. 灌洗完毕，协助患者坐起，擦干外阴；协助患者整理衣裤。

11. 整理用物，洗手。

【评价】

阴道壁及宫颈清洁，分泌物清除。

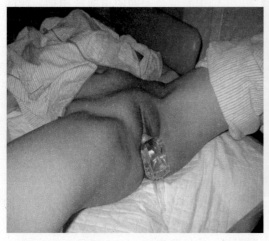
图 2-7 放置窥器

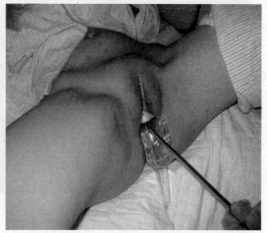
图 2-8 冲洗头放置阴道深部冲洗

【健康教育】

1.指导患者判断阴道分泌物情况，如颜色、性质及量，发现异常情况及时就医。

2.灌洗结束后，若出现尿道口疼痛、出血、排尿困难等尿道损伤情况及时通知医师。

【注意事项】

1.月经期、产后或人工流产术后子宫颈未闭或阴道出血患者，不宜行阴道灌洗。

2.灌洗筒距床面不得超过 70cm，以免压力过大，水流过速，使灌洗液进入宫腔或流出过快，在阴道停留时间过短而未达到治疗目的。

3.灌洗液温度不能过高或过低。温度过高可能烫伤阴道黏膜，温度过低可造成患者不适。

4.灌洗时，将窥器扩张阴道，用冲洗头围绕宫颈上下左右移动，洗净穹窿和阴道皱襞。

5.冲洗头插入不宜过深，灌洗的弯头应向上，避免刺激后穹窿引起不适，损伤局部组织引起出血。

第三节 阴道、宫颈局部上药

阴道、宫颈局部上药是使药物直接作用于局部炎性病变，常用于各种阴道炎、子宫颈炎或术后阴道残端炎症的治疗。

【目的】

1.用于各种阴道炎、子宫颈炎或术后阴道残端炎症的治疗。

2.经腹全子宫切除术前做标记。

【评估】

1.患者意识状态及合作能力。

2.患者有无阴道出血。

【操作过程】

1.护士准备 衣帽整齐，洗手，戴口罩。

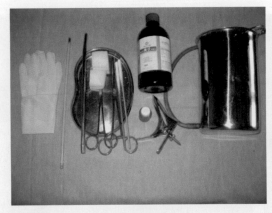

图 2-9　物品准备

2. 物品准备　同阴道灌洗用物。冲洗筒（含调节夹的橡皮管）、冲洗头、一次性垫巾、弯盘、一次性窥器、冲洗液（生理盐水、0.02% 碘伏溶液、0.1% 苯扎溴铵溶液、2%～4% 碳酸氢钠溶液、1% 乳酸溶液等）、止血钳 2 把、消毒海绵 2 块、温度计、消毒长棉棍、药物（医嘱）（图 2-9）。

3. 环境准备　请无关人员回避，关闭门窗，调节室温，采取适当遮挡。

4. 核对医嘱，携用物至患者床旁。

5. 辨识患者，向患者解释操作的目的和过程，取得患者配合。

6. 协助患者躺于检查床上，取膀胱截石位，臀下垫一次性垫巾。

7. 上药前先进行阴道灌洗（方法同阴道灌洗操作）。

8. 用窥器扩张阴道，充分暴露阴道及宫颈（图 2-10）；用消毒长棉棍擦去阴道内残存冲洗液及分泌物。用长棉棍蘸取药液，均匀擦抹于子宫颈或阴道病变处（图 2-11）。（经腹全子宫切除术前做标记，用长棉棍蘸取甲紫溶液后均匀涂擦在宫颈、阴道后穹窿处）

9. 上药完毕，取下窥器；协助患者坐起，整理衣裤。

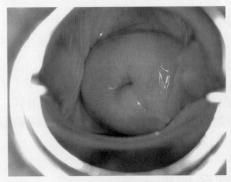

图 2-10　暴露宫颈

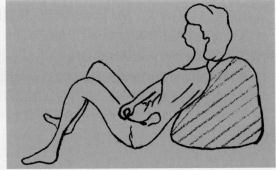

图 2-11　阴道上药

10. 如药物为栓剂、片剂、丸剂均可戴上无菌手套,将药物直接推放于阴道后穹窿处(图 2-12)。

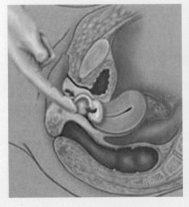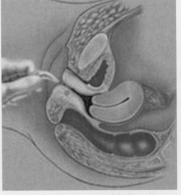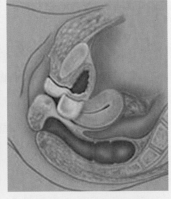

图 2-12　阴道栓剂

11. 整理用物，洗手。

【评价】

阴道、宫颈局部症状缓解。

【健康教育】

1. 指导患者观察阴道、宫颈局部用药后有无不良反应。

2. 告知患者在经期不宜阴道给药，同时用药期间应禁止性生活。

3. 嘱咐患者放入栓剂、片剂、丸剂后，卧床休息 30～60min，且最好于睡前或休息时放入。

【注意事项】

1. 上非腐蚀性药物时，应转动窥器，使阴道四壁均能涂抹药物。

2. 应用腐蚀性药物时，要注意保护好阴道壁及正常组织。上药前应将纱布或干棉球垫于阴道后壁及阴道后穹窿，以免药液下流灼伤正常组织。药液涂好后用干棉球吸干，并如数取出所垫纱布或棉球。

3. 用药期间禁止性生活。

第四节 坐 浴

坐浴是借助水温与药液的作用，促进局部组织血液循环，增强抵抗力，减轻外阴局部炎症及疼痛，使创面清洁，利于组织恢复。

【目的】

1. 清洁作用 行外阴、阴道手术或经阴道子宫切除术，术前坐浴以达到局部清洁目的。

2. 治疗作用 当患有外阴、阴道炎症、子宫脱垂、会阴伤口愈合不良时，根据不同病因配置不同溶剂进行坐浴辅助治疗，以提高疗效。

【评估】

1. 患者意识状态及合作能力。

2. 患者有无妊娠、经期及阴道出血性疾病。

【操作过程】

1. 护士准备 衣帽整齐，洗手，戴口罩。

2. 物品准备 坐浴盆、坐浴溶液（常用 1∶5000 高锰酸钾溶液）2000ml、坐浴架、无菌纱布 1 块（图 2-13）。

3. 环境准备 请无关人员回避，关闭门窗，调节室温，采取适当遮挡。

4. 核对医嘱，携用物至患者床旁。

5. 辨识患者，向患者解释坐浴目的和过程，取得患者配合。

6. 将坐浴盆置于坐浴架上，并将配置好的液体倒入盆内（图 2-14）；全臀和外阴部浸泡于溶液中，持续 20min 左右。

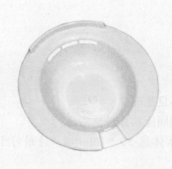
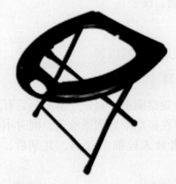

图 2-13　坐浴用品

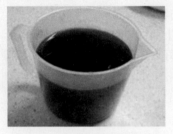

图 2-14　配置好高锰酸钾溶液

7. 根据水温不同热浴分为三种。热浴：水温 41 ～ 43℃，适用于渗出性病变及急性炎症浸润。温浴：水温 35 ～ 37℃，适用于慢性盆腔炎、术前准备。冷浴：水温 14 ～ 15℃，刺激肌肉神经，使张力增加，适用于膀胱阴道松弛等，时间持续 2 ～ 5min 即可。

8. 结束后用无菌纱布擦干外阴，协助患者整理衣裤。

9. 整理用物，洗手。

【评价】

外阴局部炎症、疼痛缓解。

【健康教育】

1. 告知患者坐浴期间注意保暖，防止受凉。

2. 告知患者坐浴前先将外阴及肛周擦洗干净，坐浴时需将臀部及全部外阴浸入药液中。

【注意事项】

1. 坐浴溶液严格按比例配置，浓度太高容易造成黏膜烧伤，浓度太低会影响治疗效果。

2. 水温适中（热浴：水温 41 ～ 43℃），不能过高，以免烫伤皮肤。

3. 月经期妇女、阴道出血者、孕妇及产后 7d 内禁止坐浴。

第五节　引流管护理

留置引流管是将气体、液体引流至体外，降低局部压力，减少粘连，促进愈合。

【目的】

1. 保持引流管通畅。

2. 避免逆行感染。

【评估】

1. 患者意识状态及合作能力。

2. 患者留置引流的时间及引流管部位。

【操作过程】

1. **护士准备** 衣帽整齐，洗手，戴口罩。

2. **物品准备** 治疗车、一次性垫巾、手套、量杯、医用垃圾袋、一次性无菌引流袋、止血钳、安尔碘溶液、棉签（图2-15）。

3. **环境准备** 请无关人员回避，关闭门窗，调节室温，采取适当遮挡。

4. 核对医嘱，携用物至患者床旁。

5. 辨识患者，向患者解释操作目的和过程，取得患者配合。

6. 协助患者取低半卧位或平卧位。

7. 检查伤口，暴露引流管（图2-16），注意保暖。

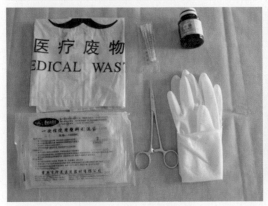

图2-15 物品准备

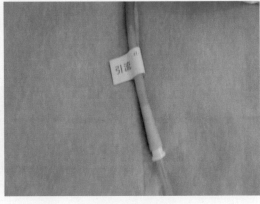

图2-16 暴露引流管

8. 打开引流袋下方出口，将引流液引流至量杯中（图2-17），观察其颜色、量、性质。倾倒完毕及时关闭引流袋出口。

9. 检查一次性无菌引流袋质量、有效期，有无破损或扭曲；将引流管挂于床沿，出口处拧紧。

10. 铺垫巾于所换引流管下方，用止血钳夹住引流管尾端上端3cm处，戴手套自接口处断开引流管与引流袋（图2-18），将原引流袋放入医用垃圾袋中，脱手套。

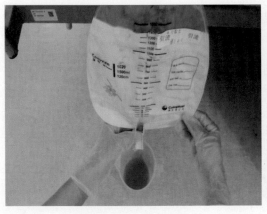

图2-17 倾倒引流液

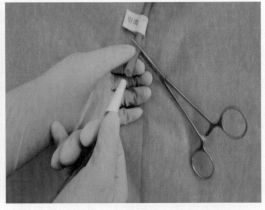

图2-18 断开引流管与引流袋

11. 洗手、戴无菌手套。用棉签蘸取安尔碘消毒引流管管口及其周围，由管口旋转消毒至引流管连接端2cm处，共两次（图2-19）。

12. 连接新引流袋、松开止血钳，并挤压引流管，观察引流管是否通畅并妥善固定(图2-20)。

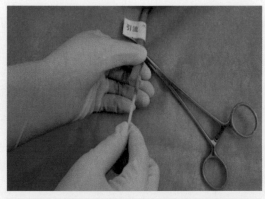

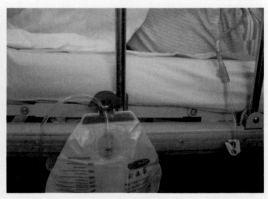

图 2-19　消毒引流管连接端　　　　　　　　图 2-20　妥善固定

13. 整理用物，洗手。

【评价】

引流管通畅，妥善固定。

【健康教育】

1. 告知患者卧床、站立、行走时注意妥善固定导管，防止打折、扭曲、滑脱。
2. 嘱患者活动时，引流管的位置应低于引流部位，避免引流液反流引起逆行感染。

【注意事项】

1. 严格无菌操作，保持引流袋位置低于引流部位。
2. 保持引流管通畅，定时挤压，避免打折、扭曲；妥善固定、防止滑脱。引流管留置期间每日行会阴擦洗。
3. 留置阴道引流患者应取半卧位，留置腹腔引流管患者应取引流侧卧位。

第六节　妇科术前皮肤准备

术前皮肤准备是指进行手术区皮肤的清洁、手术区毛发的去除及手术区皮肤的消毒等内容。

【目的】

1. 去除手术区毛发和污垢，为手术时皮肤消毒做好准备。
2. 预防手术切口感染。

【评估】

1. 患者意识状态及合作能力。
2. 患者手术方式、皮肤准备的范围。

【操作过程】

1. 护士准备　衣帽整齐，洗手，戴口罩。
2. 物品准备　一次性垫巾、手套、备皮刀、0.5%碘伏溶液、棉签、冲洗钳、海绵块（图2-21）。
3. 环境准备　请无关人员回避，关闭门窗，调节室温，采取适当遮挡。
4. 核对医嘱，携用物至患者床旁。
5. 辨识患者，向患者解释操作目的和过程，取得患者配合。

6. 协助患者取膀胱截石位，充分暴露备皮区域，铺一次性垫巾于患者臀下。

7. 用冲洗钳夹取海绵块，蘸取 0.5% 碘伏溶液涂擦备皮区域（图 2-22）。

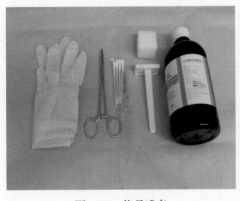

图 2-21　物品准备

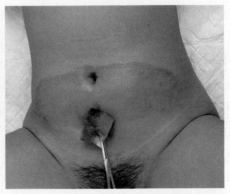

图 2-22　涂擦备皮区域

8. 一手绷紧皮肤，一手持备皮刀，分区剃净毛发，顺序从上至下，先腹部后会阴部（图 2-23）。

9. 用棉签蘸 0.5% 碘伏溶液清除脐部污垢，并用棉签蘸清水清洗干净（图 2-24）。

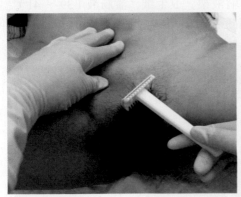

图 2-23　备皮

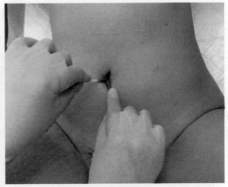

图 2-24　清洁脐部

10. 备皮后清洁局部毛发，擦净皮肤，协助患者穿好衣裤。

11. 整理用物，洗手。

【评价】

备皮区皮肤及脐部清洁，无皮肤损伤。

【健康教育】

1. 告知患者皮肤准备过程中若有不适症状及时告知操作人员。

2. 指导患者皮肤准备后，术前 1d 晚可进行沐浴；并注意清洁脐部。

【注意事项】

1. 备皮时间不宜距手术时间太长，一般在手术前 1d 或手术日晨进行。

2. 备皮范围　开腹或腹腔镜手术为上至剑突下，两侧至腋中线，下至会阴部及大腿内上 1/3；阴式手术只需备会阴部。

3. 操作过程动作轻柔，熟练，注意患者保暖。

第七节　妇科术前肠道准备

肠道准备是指应用一定的灌肠工具和灌肠溶液清除肠道内容物的一种技能，为手术、检查或分娩做准备。

【目的】

1. 软化粪便，刺激肠蠕动，解除便秘、肠胀气。
2. 清除肠道内容物，为手术、检查或分娩做准备。

【评估】

1. 患者既往排便情况。
2. 患者意识状态、自理能力及合作程度。

【操作过程】

1. **护士准备**　衣帽整齐，洗手，戴口罩。
2. **物品准备**　根据肠道准备不同方式准备用物。温开水灌肠：一次性灌肠袋（或灌肠桶）（图 2-25）、凡士林、棉签、温度计、输液架、卫生纸、灌肠液（39～41℃温开水500～1000ml）、一次性垫巾、手套。甘油灌肠剂灌肠：甘油灌肠剂（110ml）、卫生纸、一次性垫巾、手套、弯盘。

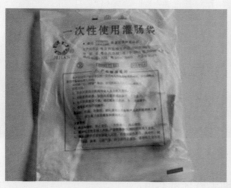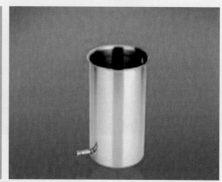

图 2-25　一次性灌肠袋及灌肠桶

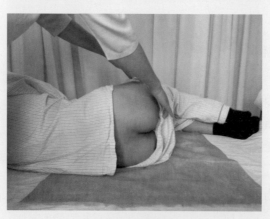

3. **环境准备**　请无关人员回避，关闭门窗，调节室温，采取适当遮挡。

4. 核对医嘱，携用物至患者床旁。

5. 辨识患者，向患者解释肠道准备目的和过程，取得患者配合。

6. **温开水灌肠**

（1）操作者站在患者右侧，协助患者左侧卧位，双膝屈曲，身体移向床边，脱下裤子，暴露臀部，臀下置一次性垫巾（图 2-26）。

图 2-26　摆放体位

（2）灌肠袋（灌肠筒）挂于输液

架上，液面距肛门距离 40 ～ 60cm。灌肠前排尽气体（图 2-27）。

（3）戴手套，放置弯盘，排空肛管内气体后止血钳夹毕备用。

（4）肛管前端抹少量凡士林，一手垫卫生纸上轻推患者臀部，暴露肛门，另一手将肛管慢慢插入肛门 7 ～ 10cm，松开止血钳（水止），使溶液缓慢流入（图 2-28）。

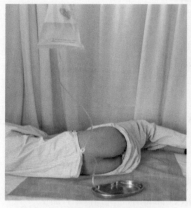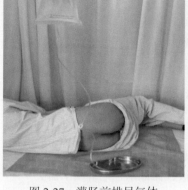

图 2-27　灌肠前排尽气体　　　　　　图 2-28　灌肠

（5）待灌肠液即将流尽时，夹毕止血钳（水止）。一手拿卫生纸包裹肛管，另一手慢慢拔出肛管，用卫生纸清洁肛周。

（6）撤去弯盘、一次性垫巾。

（7）脱去手套，协助患者整理衣裤及床单位，开窗通风。

（8）整理用物，洗手、记录。

7. 甘油灌肠剂（110ml）灌肠

（1）站在患者右侧，协助患者左侧卧位，双膝屈曲，身体移向床边，脱下裤子，暴露臀部，臀下置一次性垫巾。

（2）戴手套，打开甘油灌肠剂（图 2-29），挤出少量灌肠剂沿开口向颈部涂抹约 5cm；左手示指与拇指扒开臀部，露出肛门；右手将灌肠剂颈部缓慢插入，挤压囊部，将灌肠液全部挤入直肠（图 2-30）。

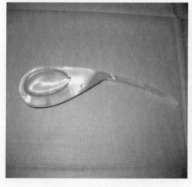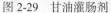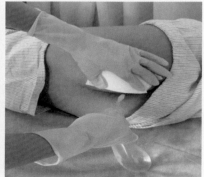

图 2-29　甘油灌肠剂　　　　　　图 2-30　灌肠

（3）拔出灌肠剂，用卫生纸清洁肛周。

（4）脱去手套，协助患者整理衣裤及床单位，开窗通风。

（5）整理用物，洗手、记录。

【评价】

1. 灌肠方法正确，注意遮挡患者。

2. 观察灌肠后排便情况，排便次数、性质及量。

【健康教育】

1. 告知患者灌肠过程中若有不适症状及时告知操作人员。

2. 嘱患者灌肠后不要立即排便，待排便感强烈时再如厕，以增加灌肠效果。

【注意事项】

1. 灌肠过程中注意观察患者反应，如出现脉速、面色苍白、出冷汗、剧烈腹痛、心悸气急时应立即停止操作，并报告医师及时处理。

2. 注意保暖，保护患者隐私。

3. 注入速度不宜过快，以免刺激肠黏膜，引起排便反射。

4. 注意患者的排便次数，必要时给予静脉输液，保证水、电解质平衡。

第三章

妇科专科护理

妇科专科护理主要包括盆底功能锻炼指导、基础体温测量、残余尿量测量的护理。

第一节 盆底功能锻炼指导

盆底功能锻炼又称凯格尔运动，是指患者有意识地对以耻骨-尾骨肌肉群（即肛提肌）为主的盆底肌肉群进行自主性收缩锻炼，以增强尿道阻力，从而加强控尿能力。

【目的】

增加盆底肌的紧张度和收缩力，改善盆底肌血液循环，有效预防和减少因盆底肌张力减退所导致的压力性尿失禁。

【评估】

1. 患者一般情况、自理能力及合作程度。
2. 患者知识水平、理解能力。

【操作过程】

1. 护士准备 衣帽整齐，洗手。
2. 物品准备 准备手表 1 块。
3. 环境准备 舒适，请无关人员回避，关闭门窗，调节室温。
4. 核对医嘱，至患者床旁或请患者到治疗室。
5. 辨识患者，向患者解释锻炼目的和过程，取得患者配合。
6. 确定耻骨-尾骨肌群（即肛提肌）的位置。让患者将两只手指放入阴道内，感觉上述肌群的收缩，如果指尖感受到来自侧方的压力，则说明有效。同时将另一只手放于腹部，应感受到腹部处于放松状态。
7. 患者可取不同姿势（躺着、坐着或站立），吸气时尽量收缩肛门，持续 6～8s。呼气时放松，反复练习，直到掌握为止（图 3-1）。避免大腿及臀部肌肉的参与。
8. 练习 15～30min 为一组，每天练习 2～3 组；或者不刻意分组，自择时段每天做 150～200 次，6～8 周为 1 个疗程。

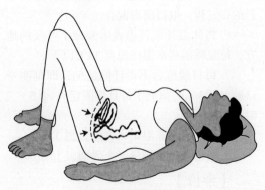

图 3-1 凯格尔运动

【评价】

1. 患者掌握运动技巧，方法正确。
2. 患者压力性尿失禁改善。

【健康教育】

1. 告知患者要积极治疗便秘、慢性咳嗽等增加腹压的疾病。

2. 告知患者练习时应尽可能收缩盆底肌，避免大腿、臀部及全身肌肉收缩。

3. 嘱患者有意识训练情境反射，做到咳嗽、打喷嚏或大笑之前能主动而有力地收缩盆底肌肉。

【注意事项】

1. 孕产妇初始练习时应循序渐进，过多用力收缩会使肌肉酸痛、乏力。

2. 同等时间内练习，持续收缩时间延长比多次、短促收缩更有效。

3. 可让患者尝试在排尿过程中中断尿流，以感受盆底肌肉如何发挥作用。

第二节　基础体温测量

基础体温是机体处于最基本活动情况下的体温，反映机体在静息状态下的能量代谢水平，故又称为静息体温。在月经周期中，随着不同时期雌、孕激素分泌量的不同，基础体温出现周期性变化。

【目的】

1. 反映黄体功能，帮助不孕妇女查找原因。

2. 判断有无排卵，掌握安全期及易孕期。

3. 协助诊断妊娠及诊断出血类型。

【评估】

1. 患者一般情况、自理能力及合作程度。

2. 患者有无感冒、饮酒、迟睡、失眠等影响体温的因素。

【操作过程】

1. 护士准备　着装整洁，洗手。

图 3-2　体温计

2. 物品准备　体温计（图 3-2）、基础体温记录表单。

3. 环境准备　病房安静，室温 22 ～ 24℃。

4. 核对医嘱，携用物至患者床旁。

5. 辨识患者，向患者解释基础体温测定目的和过程，取得患者配合。

6. 将体温计放置患者床旁伸手可及的地方，每晚睡前将水银柱甩至 35℃以下。

7. 每日晨醒后不做任何运动，即刻测量口腔温度 5min，如能于每日晨固定时间（5 ～ 7 时）测量更佳。

8. 测量后将体温记入表内（图 3-3）。

9. 嘱患者连续测量 3 个周期以上。

【评价】

1. 测量体温方法正确。

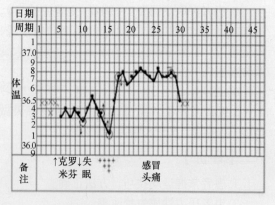

图 3-3　基础体温记录

2. 正确绘制基础体温记录表单，并记录影响体温的因素。

【健康教育】

1. 教会患者读体温计方法，务求精确。

2. 指导患者正确记录影响基础体温的因素。

3. 嘱患者按周期测量后，带基础体温单就诊。

【注意事项】

1. 夜班工作者要在休息 6 ～ 8h 后测量。

2. 基础体温测定期间应将生活中可能影响体温的因素如性生活、月经期、失眠、感冒等记录在基础体温单上，作为诊断和治疗的参考。

3. 每一月经周期使用一张表格，若无周期可连续记载。

第三节　残余尿量测量

残余尿是指当排尿结束的瞬间膀胱内残留的尿液容量。残余尿量是泌尿科、妇科治疗前对膀胱尿道功能进行评估的重要指标，也是对药物治疗效果进行跟踪观察的客观依据和术后效果评价的标准之一。

【目的】

1. 判断膀胱排尿功能的重要指标。

2. 判断术后是否发生尿潴留。

【评估】

1. 患者病情、意识状态、自理能力及合作程度。

2. 患者排尿情况，有无尿频、尿不尽及排尿困难等排尿功能障碍。

3. 环境温度及隐蔽情况。

【操作过程】

1. 护士准备　衣帽整齐，洗手，戴口罩。

2. 物品准备　治疗车、一次性导尿包（图3-4）、量杯。

3. 环境准备　请无关人员回避，关闭门窗，调节室温，采取适当遮挡。

4. 核对医嘱，携用物至患者床旁。

5. 辨识患者，向患者解释操作目的和过程，取得患者配合。

6. 协助患者取仰卧位，双腿屈曲分开，脱下对侧裤腿盖于近侧腿上，对侧下肢用棉被遮挡。

7. 打开导尿包，严格按无菌导尿技术插入导尿管，引出膀胱内残余尿液，用量杯测量引出的尿量并记录（图3-5）。

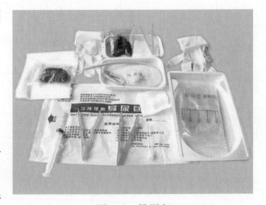

图 3-4　导尿包

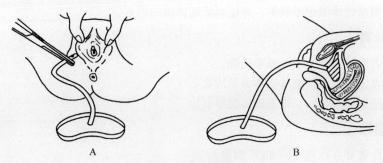

图 3-5 测量残余尿

8. 残余尿小于 100ml 为合格，拔除尿管；残余尿大于 100ml 者，需遵医嘱是否留置尿管。

9. 协助患者整理衣裤及床单位，开窗通风，嘱患者休息。

10. 整理用物，洗手，记录残余尿量。

【评价】

测量残余尿方法正确。

【健康教育】

1. 告知患者测量前不要大量饮水，并充分排空膀胱。

2. 嘱患者排尿过程中如有不适症状及时通知医护人员。

【注意事项】

1. 患者自主排尿 2 ~ 3 次后再测量残余尿。

2. 若为 B 超法测残余尿，在患者自主排尿并尽量排空膀胱后，即刻用 B 超测量残余尿量。

3. 如果残余尿量接近 1000ml 时，夹毕尿管，不再放尿，以免因腹腔压力突然降低，血压下降而引起虚脱，同时膀胱突然减压，黏膜充血也会引发血尿。

第四章

妇科诊疗的护理配合

妇科患者诊疗技术护理配合主要包括生殖道细胞学检查、宫颈活组织检查、诊断性刮宫、经阴道后穹窿穿刺、阴道镜检查、输卵管通畅术检查的护理配合。

第一节　生殖道细胞学检查

通过观察女性生殖道脱落细胞，了解其生理和病理变化。

【目的】

1. 了解卵巢和胎盘功能。
2. 协助诊断生殖器不同部位的恶性肿瘤。

【评估】

1. 患者月经史、月经周期及有无急性炎症等。
2. 患者意识状态及合作能力。

【操作过程】

1. 护士准备　衣帽整齐，洗手，戴口罩。
2. 物品准备　阴道窥器 1 个，宫颈刮片 2 个或宫颈刷 1 个、载玻片 2 张、无菌干棉签及棉球，装有固定液（95% 乙醇）标本瓶或新柏氏液（细胞保存液）1 瓶、一次性手套、一次性垫巾（图 4-1）。

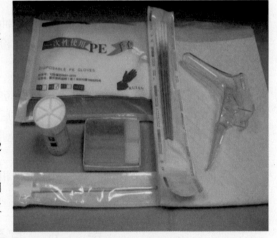

图 4-1　物品准备

3. 环境准备　请无关人员回避，关闭门窗，调节室温，采取适当遮挡。
4. 核对医嘱，辨识患者，向患者解释操作目的和过程，取得患者配合。
5. 协助患者卧于妇科检查床，取膀胱截石位，臀下垫一次性垫巾，注意保暖。
6. 在医师操作过程中，及时为其提供用物，如涂片、刮片、宫颈刷、标本瓶、固定液等（图 4-2，图 4-3）。
7. 操作完毕，协助患者整理衣裤。
8. 查对检查申请单和标本编号，送检标本。
9. 整理用物，洗手。

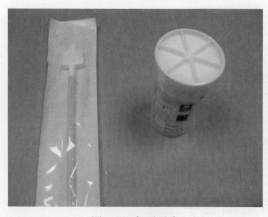

图 4-2 宫颈刮片

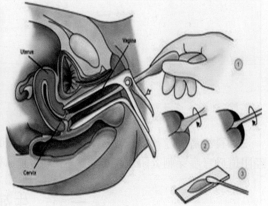

图 4-3 宫颈刮片取材方法

【评价】

1. 标本及时送检。

2. 患者无不适主诉。

【健康教育】

1. 嘱患者检查前 24h 内禁止性生活及阴道冲洗和上药。

2. 告知患者检查过程中若有不适及时告知检查人员。

【注意事项】

1. 取材用具必须清洁干燥，窥器不能沾染药物或润滑剂，必要时可使用生理盐水湿润窥器。

2. 若白带过多，应先用无菌棉签轻轻拭去后再刮取标本。

3. 操作过程中，动作应轻、准、稳，以免损伤局部组织而引起出血，使标本混有大量血细胞而影响结果。

4. 妥善处理每份涂片标本，玻片之间不可相互接触，贴好化验单，切勿混淆。

5. 标本固定时间不超过 30min。

第二节　宫颈活组织检查

宫颈活组织检查指在宫颈病变处或可疑部位取小部分组织做病理学检查。绝大多数情况下，活检是诊断最可靠的依据。

【目的】

诊断宫颈病变。

【评估】

1. 患者有无此项检查的禁忌证，如急性炎症期不宜进行活检。

2. 患者生命体征是否正常，有无内、外科疾病，如心脏病、高血压、出血性疾病等。

3. 患者意识状态及合作能力。

【操作过程】

1. **护士准备**　衣帽整齐，洗手，戴口罩。

2. **物品准备**　组织活检包（阴道窥器 1 个、活检钳 1 把、宫颈钳 1 把、刀柄 1 把、刀片 1 个、弯盘 1 个，小刮匙 1 把、纱布、棉球、带尾纱条）、病理瓶、0.5% 碘伏溶液、10% 甲醛溶液、无菌手套、一次性垫巾（图 4-4，图 4-5）。

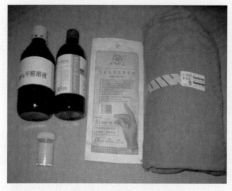
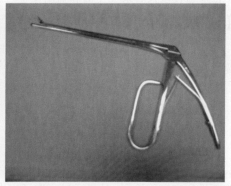

图 4-4　物品准备　　　　　　　　　　图 4-5　活检钳

3. **环境准备**　请无关人员回避，关闭门窗，调节室温，采取适当遮挡。

4. 核对医嘱，辨识患者，向患者解释操作目的和过程，取得患者配合。

5. 协助患者卧于妇科检查床，取膀胱截石位，臀下垫一次性垫巾，注意保暖。

6. 用 0.5% 碘伏溶液常规消毒外阴及阴道。

7. 带无菌手套，铺无菌巾。

8. **行妇科检查**　双合诊检查外阴、阴道、宫颈、子宫及双附件情况。

9. 阴道窥器暴露宫颈，再次消毒阴道壁及宫颈，用干棉球擦净宫颈黏液及分泌物。

10. **取组织**　用活检钳在宫颈外口鳞-柱交界处或特殊病变处取材，可疑宫颈癌者可选宫颈 3、6、9、12 点位置四点取材，疑宫颈管内病变时，用小刮匙刮取组织（图 4-6）。若临床已明确为宫颈癌，只为明确病理类型或浸润程度时可做单点取材。

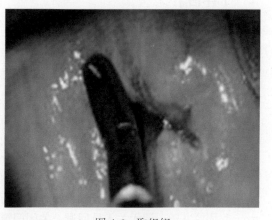

图 4-6　取组织

11. **压迫止血**　观察出血情况，可用无菌纱布或带尾纱条压迫止血。

12. 询问患者有无不适，协助穿衣、下检查床。

13. **处理病理**　将组织分别放在盛有 10% 甲醛固定液的标本瓶内，取材部位要标记清楚，粘贴好病理单后及时送检。

14. 整理用物，洗手。

【评价】

1. 评价患者有无不适主诉。

2. 病理单按要求粘贴，及时送检标本。

【健康教育】

1. 向患者解释阴道内放置的纱带尾纱条的目的及时间，并教会其取出方法，12h 后患者可自行取出。

2. 嘱患者如出现出血过多、发热、腹痛等不适时，及时就医。

3. 告知患者检查后禁性生活和盆浴 1 个月。

【注意事项】

1. 取组织前，用碘伏消毒外阴、阴道，并用无菌生理盐水冲净、擦干，尤其注意擦净宫颈黏液及分泌物。

2. 与医师认真准确核对活检组织标本的标志是否准确。

3. 注意观察患者有无特殊不适，注意倾听其主诉，有异常及时通知医师采取措施。

第三节　诊断性刮宫

诊断性刮宫简称诊刮，是指通过刮取子宫内膜和内膜病灶行活组织检查，做出病理学诊断。若同时疑有宫颈管病变时，需对宫颈管和宫腔分别进行诊刮。

【目的】

1. 明确诊断。

2. 治疗作用。

【评估】

1. 患者有无禁忌证，如各种疾病的急性阶段、生殖器炎症、全身情况不良，不能耐受手术者及术前两次体温＞ 37.5℃者不能手术。

2. 相关检验及各项检查，了解患者既往史、现病史、目前状况、过敏史、月经史、婚孕史。

3. 患者生命体征是否正常。

【操作过程】

1. 护士准备　衣帽整齐，洗手，戴口罩。

2. 物品准备　刮宫包（内有阴道窥器 1 个、卵圆钳 1 把、宫颈钳 1 把、宫颈扩张器 1 套、弯盘 1 个、刮匙 1 把、子宫探针 1 个、纱布、棉球）、病理瓶、0.5% 碘伏溶液、10% 甲醛溶液、无菌手套、负压引流装置、吸氧装置、麻醉药品及抢救药品、物品等（图 4-7）。

3. 环境准备　请无关人员回避，关闭门窗，调节室温，采取适当遮挡。

4. 核对医嘱，辨识患者，向患者解释操作目的和过程，取得患者配合。

5. 体位　协助患者卧于妇科检查床，取膀胱截石位，注意保暖。

6. 建立静脉通路，遵医嘱用药。

7. 戴一次性手套，常规消毒外阴及阴道，铺无菌巾。

8. 在手术过程中为医师提供所需器械，如探针、宫颈扩张器、刮匙、吸管等。

9. 连接负压吸引器。

10. 操作过程中（图 4-8，图 4-9）注意观察患者病情变化，必要时给予心理安慰，以缓解患者紧张情绪。

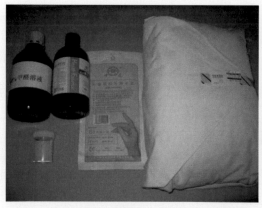
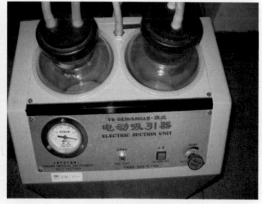

图 4-7　物品准备

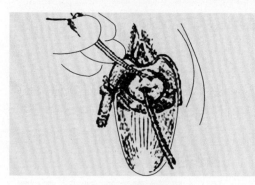

图 4-8　宫颈管诊刮

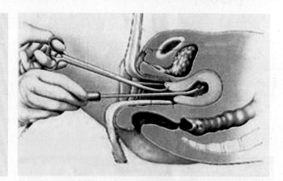

图 4-9　刮取内膜

11. 操作结束后，询问患者有无不适，整理衣裤，转至病床，嘱患者休息。

12. 准备病理标本小瓶，倒入 10% 甲醛固定液约 10ml，如分段诊刮要准备两个标本瓶，粘贴好病理单后及时送检病理。

13. 整理用物，洗手。

【评价】

1. 患者有无不适的主诉。

2. 病理单按要求粘贴，及时送检标本。

【健康教育】

1. 告知患者卧床休息 1 ~ 2h，无不适方可离院。

2. 告知患者术后 1 ~ 2 周内，阴道可有少量血性分泌物，一般无需处理。出血多时宜卧床休息，避免过度劳累、剧烈运动。如出血大于月经量、腹痛等症状及时就医。

3. 指导患者保持外阴清洁，勤换内裤，每日使用流动水冲洗。术后禁盆浴、性生活两周。

4. 指导患者按时按量准确服药，按时复诊，一般为术后 1 周。

5. 建议患者摄入高蛋白质、高维生素、富含铁剂的饮食。

6. 嘱患者尽早半卧位或下地活动，以排出宫腔内积血。

【注意事项】

1. 有阴道出血者，单纯清洗外阴，不冲洗阴道。

2. 密切观察术中患者的反应，如出现面色苍白、出冷汗，立即报告医师暂停操作，并给予吸氧，待异常情况排除后方可继续。

3. 抢救物品、药品随时处于待用状态。

第四节　经阴道后穹窿穿刺

经阴道后穹窿穿刺是指在无菌条件下，将穿刺针经阴道后穹窿刺入盆腔，抽取直肠子宫陷凹存积物进行肉眼观察、检验、病理检查的过程。

【目的】

1. 协助了解子宫直肠陷凹有无积液，协助诊断异位妊娠和盆腔脓肿等。

2. 超声介导下可经后穹窿穿刺取卵。

【评估】

1. 患者有无禁忌证，如怀疑肠管、肛管和子宫附件有严重粘连及可疑恶性肿瘤者。

2. 相关化验及各项检查，了解患者既往史、现病史、目前状况、月经史、婚孕史。

3. 患者生命体征是否正常。

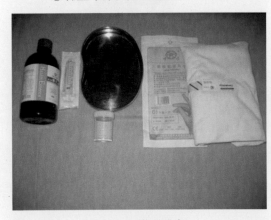

图 4-10　物品准备

【操作过程】

1. 护士准备　衣帽整齐，洗手，戴口罩。

2. 物品准备　阴道窥器 1 个，卵圆钳 1 把、宫颈钳 1 把、弯盘 1 个，10ml 注射器 1 个、22 号穿刺针头 1 个、孔巾 1 个、纱布、病理瓶、碘伏溶液、无菌手套（图 4-10）。

3. 环境准备　请无关人员回避，关闭门窗，调节室温，采取适当遮挡。

4. 核对医嘱，辨识患者，向患者解释操作目的和过程，取得患者配合。

5. 协助患者卧于妇科检查床，取膀胱截石位，注意保暖。

6. 协助医师消毒、铺巾。

7. 在手术过程中（图 4-11，图 4-12）为医师提供所需器械及用物。

8. 操作过程中注意观察患者病情变化，必要时给予心理安慰，以缓解患者紧张情绪。

9. 操作结束后，询问患者有无不适，整理衣裤，转至病床，嘱患者休息。

10. 及时送检标本。

11. 整理用物，洗手，记录穿刺液的量及性质。

【评价】

1. 穿刺过程顺利。

2. 标本及时送检。

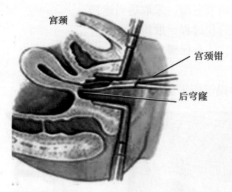

宫颈

宫颈钳

后穹窿

图 4-11 暴露阴道后穹窿

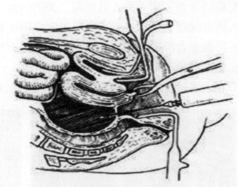

图 4-12 穿刺

【健康教育】

1. 告知患者术后注意腹痛和阴道出血情况，如有异常及时通知医师。

2. 嘱患者注意保持外阴及阴道的清洁。

【注意事项】

1. 注意生命体征的观察。行阴道后穹窿穿刺的患者多为妇科急腹症，在整个检查过程中都要严密观察生命体征，随时测量脉搏及血压，注意患者面色、口唇及意识，防止休克发生。同时注意腹痛情况。

2. 标本取出后静置 4 ～ 5min，若血液凝固说明误入血管，若血液不凝说明有腹腔内出血。穿出淡红色、稀薄、浑浊液时一般为盆腔炎渗出液；若为脓性，则表示盆腔内有积脓，应留取标本做检查及细菌培养、药敏试验。

第五节 阴道镜检查

阴道镜检查是利用阴道镜将宫颈阴道部上皮放大 10 ～ 40 倍，直接观察肉眼看不到的较微小病变，取可疑部位活组织检查，以提高宫颈疾病的确诊率。

【目的】

辅助诊断宫颈上皮内瘤样病变（CIN）及早期宫颈癌。

【评估】

1. 有无此项手术的禁忌证，如阴道炎症或感染等。

2. 相关检验及各项检查，了解患者既往史、现病史、目前状况、月经史、婚孕史。

3. 患者生命体征是否正常。

【操作过程】

1. 护士准备 衣帽整齐，洗手，戴口罩。

2. 物品准备 阴道窥器 1 个，卵圆钳 1 把、宫颈钳 1 把、宫颈活检钳 1 把、弯盘 1 个，手术尖刀 1 把、孔巾 1 个、纱布、阴道镜（图 4-13）、病理瓶、0.5%

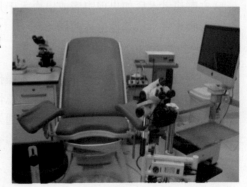

图 4-13 阴道镜设备

碘伏溶液、10%甲醛溶液、无菌手套等。

3.**环境准备**　请无关人员回避，关闭门窗，调节室温，采取适当遮挡。

4.核对医嘱，辨识患者，向患者解释操作目的和过程，取得患者配合。

5.协助患者卧于妇科检查床，取膀胱截石位，注意保暖。

6.协助医师消毒、铺巾。

7.在手术过程中（图4-14，图4-15）为医师提供所需器械及用物。

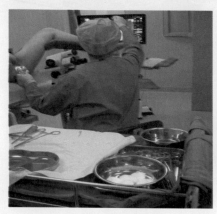

图4-14　阴道镜检查　　　　　　　　　图4-15　取病变组织

8.打开光源，协助医师调整阴道镜目镜以适合观察，再调节焦距至物象清晰，先用低倍镜观察宫颈阴道上皮、血管等变化。精细血管观察时需加绿色滤光片。

9.操作过程中注意观察患者病情变化，必要时给予心理安慰，以缓解患者紧张情绪。

10.操作结束后，询问患者有无不适，整理衣裤，嘱患者休息。

11.**处理病理**　准备病理标本小瓶，倒入10%甲醛固定液约10ml，粘贴好病理单后及时送检病理。

12.整理用物，洗手。

【评价】

1.手术过程顺利，术后出血不多。

2.病理及时送检。

【健康教育】

1.嘱患者注意保持外阴皮肤清洁，每日清洗。

2.嘱患者术后如出现腹痛或出血大于月经量的情况，及时就诊。

3.嘱患者术后禁性生活两周。

【注意事项】

1.检查前24h内禁止行阴道、宫颈操作及治疗，如阴道冲洗、妇科检查、同房。

2.如出现阴道出血、阴道和宫颈的急性炎症应暂停检查，待治疗后炎症消退再做。

3.观察患者反应，及时发现异常并通知医师。嘱患者请勿挪动臀部，防止发生意外。

4.禁止使用阴道润滑剂，以免影响检查结果。

第六节 输卵管通畅术

输卵管通畅术是检查输卵管是否通畅、了解子宫腔和输卵管腔形态及输卵管阻塞部位的一种方法。输卵管通畅术也具有一定的治疗作用。

【目的】

检查输卵管是否畅通。

【评估】

1. 患者做此项检查有无禁忌证，如生殖器炎症急性期；严重心、肺功能不全，不能胜任手术者及术前两次体温＞37.5℃者。

2. 相关检验及各项检查，了解患者既往史、现病史、过敏史、月经史、婚孕史。

3. 患者生命体征是否正常。

【操作过程】

1. **护士准备** 衣帽整齐，洗手，戴口罩。

2. **物品准备** 阴道窥具1个，卵圆钳1把、宫颈钳1把、宫颈管导管1根、子宫探针1根、宫颈扩张器1套、弯盘1个、20ml注射器1个、治疗巾1个、孔巾1个、纱布、碘伏溶液、生理盐水20ml、地塞米松5mg 1支、无菌手套（图4-16）。

3. **环境准备** 请无关人员回避，关闭门窗，调节室温，采取适当遮挡。

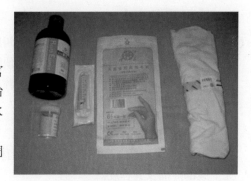

图4-16 物品准备

4. 核对医嘱，辨识患者，向患者解释操作目的和过程，取得患者配合。

5. 协助患者卧于妇科检查床，取膀胱截石位，注意保暖。

6. 协助医师消毒、铺巾。

7. 在手术过程中为医师提供所需器械及用物。

8. **连接压力表** 将宫颈导管与压力表、注射器用Y形管连接（图4-17），压力表高于注射管水平，以免注射液进入压力表。通液过程中压力不可超过21.3kPa（160mmHg）（图4-18）。

9. 协助医师判断通畅。输卵管通畅：注入生理盐水20ml，毫无阻力，压力表维持在8.0kPa（60 mmHg）以下，停止注射后压力迅速下降，患者无不适。输卵管闭塞：注入5ml左右生理盐水，患者即感到下腹部胀痛，而且压力表上显示压力持续上升不见下降。

10. 操作过程中注意观察患者病情变化，必要时给予心理安慰，以缓解患者紧张情绪。

11. 操作结束后，询问患者有无不适，整理衣裤，嘱患者休息。

12. 整理用物，洗手。

【评价】

术后有无腹痛等不适症状。

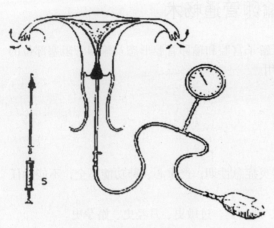

图 4-17　连接压力表

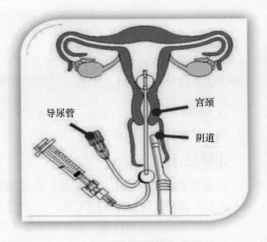

图 4-18　通液

【健康教育】

1.告知患者手术后禁盆浴和性生活两周。

2.嘱患者手术后遵医嘱服用抗生素预防感染。

3.告知患者注意个人卫生，勤换内裤。

【注意事项】

1.手术日期选择在月经干净 3～7d，且术前 3d 禁止性生活。

2.术中及术后应严密监测患者生命体征及腹痛情况。倾听主诉、密切观察，尤其注意有无下腹部疼痛及其程度。

3.检查时将生理盐水加温至接近体温，避免液体过冷引起输卵管痉挛。

4.注射时导管需紧贴宫颈外口，以防液体外漏；推注液体速度不可过快，以免压力过高使输卵管损伤。

5.术后观察 1h，患者无异常方可出院。

妊娠期护理

妊娠期护理包括宫高腹围测量、四步触诊法、骨盆外测量、多普勒听胎心、胎儿电子监护、胎动计数方法、产前运动指导等。

第一节　宫高、腹围测量

宫高、腹围测量是产科评估胎儿大小的一种方法。宫高是指耻骨联合上缘至宫底的弧形长度；腹围是应用皮尺平脐部绕腹一周所测得的数值。

【目的】

评估胎儿大小及妊娠周数。

【评估】

1. 孕周大小。

2. 观察腹形及大小，腹部皮肤有无妊娠纹、手术瘢痕和水肿。

3. 孕期体重增长情况。

【操作过程】

1. 护士准备　衣帽整齐，洗手。

2. 物品准备（图 5-1）

（1）软皮尺 1 个。

（2）笔和记录单。

3. 环境准备　室内温度 22 ～ 24℃，关闭门窗，大房间备屏风或隔帘。

4. 核对医嘱，携用物至孕妇床旁。

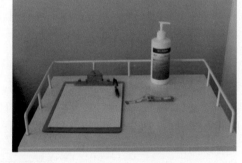

图 5-1　物品准备

5. 核对孕妇信息，向孕妇解释测量宫高、腹围目的，以取得配合。嘱孕妇排空膀胱。

6. 协助孕妇取仰卧位，头部稍抬高，露出腹部，双腿略屈曲分开，放松腹肌（图 5-2）。

7. 检查者站在孕妇右侧，轻触腹壁，了解腹壁肌肉紧张度及子宫肌敏感度，选择腹壁及子宫肌肉放松时测量。

8. 摸清宫底高度，将皮尺一端放在耻骨联合上缘，另一端贴腹壁沿子宫弧度到子宫底最高点，

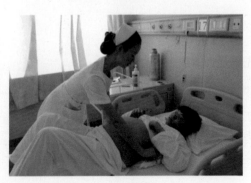

图 5-2　摆体位

读出数为所测得的宫高数，以厘米（cm）为单位记录（图5-3）。

9. 用皮尺平脐部绕腹一周，测得的数即为腹围数，以厘米（cm）为单位记录（图5-4）。

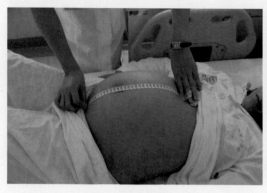

图5-3　测量宫高　　　　　　　　图5-4　测量腹围

10. 协助孕妇整理衣裤。

11. 整理用物，洗手，记录孕周、宫高及腹围值。

【评价】

测量方法正确，数值记录准确。

【健康教育】

1. 向孕妇解释孕周与宫高、腹围的关系。

2. 告知本次检查结果是否在正常范围。

【注意事项】

1. 测量时皮尺不可过紧或过松。

2. 测量腹围时，皮尺需平脐绕腹一周，以避免误差。

3. 发现宫高、腹围与妊娠周数不相符的情况时，要考虑有无膀胱充盈、羊水过多、孕妇肥胖等原因，要报告医师，积极寻找原因。

第二节　四步触诊法

四步触诊法是指妊娠晚期医护人员通过手法触摸孕妇腹部，以了解子宫大小、胎产式、胎先露、胎方位及胎先露衔接情况的方法。

【目的】

检查子宫大小、胎产式、胎先露、胎方位及胎先露是否衔接。

【评估】

1. 孕周及孕产次。

2. 腹形及大小，腹部有无妊娠纹、手术瘢痕和水肿。

3. 孕期体重增长情况。

【操作过程】

1. **护士准备**　衣帽整齐，洗手。

2. **物品准备**　笔和记录单。

3. **环境准备**　室内温度 22～24℃，关闭门窗，大房间备屏风或隔帘。

4. 核对孕妇信息，解释四部触诊目的，以取得配合。嘱孕妇排空膀胱。

5. 检查者站在孕妇右侧，协助孕妇取仰卧位，头部稍抬高，露出腹部，双腿略屈曲分开，放松腹肌。

6. **第一步手法**　检查者面向孕妇，双手置于子宫底部，了解子宫外形并摸清子宫底高度，估计胎儿大小与妊娠月份是否相符。然后以双手指腹相对轻推，判断子宫底部的胎儿部分（图 5-5）。如为胎头，则硬而圆且有浮球感；如为胎臀，则软而宽且形状略不规则。

7. **第二步手法**　检查者两手分别置于腹部左右两侧，一手固定，另一手轻轻深按检查，两手交替，分辨胎背及胎儿四肢位置（图 5-6）。平坦饱满者为胎背，确定胎背是向前、侧方或向后；触到可变形的高低不平部分是胎儿的肢体，有时可以感到胎儿肢体活动。

8. **第三步手法**　检查者右手置于耻骨联合上方，拇指与其余四指分开，握住胎先露部，进一步查清是胎头或胎臀，并左右推动以确定是否衔接（图 5-7）。如先露部仍高浮，表示尚未入盆；如已衔接，则胎先露部不能被推动。

9. **第四步手法**　检查者面向孕妇足端，两手分别置于胎先露部两侧，向骨盆入口方向向下深压，再次判断先露部诊断是否正确，并确定先露部入盆程度（图 5-8）。

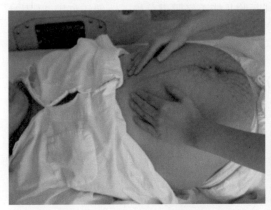

图 5-5　第一步手法

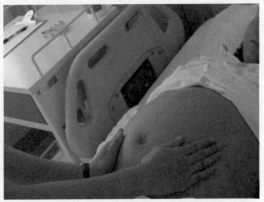

图 5-6　第二步手法

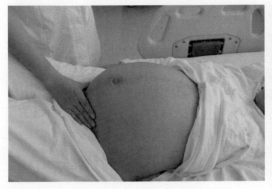

图 5-7　第三步手法

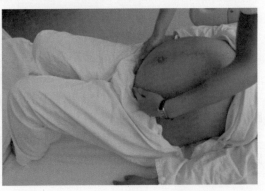

图 5-8　第四步手法

10. 协助孕妇整理衣裤。

11. 洗手，记录孕周、胎产式、胎先露、胎方位及胎先露衔接情况。

【评价】

1. 触诊结果正确，记录准确。

2. 触诊后孕妇腹部无不适。

【健康教育】

1. 告知孕妇检查前排空膀胱。

2. 告知孕妇检查过程中若有不适，及时告知检查人员。

【注意事项】

1. 注意保护孕妇隐私。

2. 四步触诊时手法要轻柔。

3. 检查者需温暖双手，以免触诊时引起孕妇不适感觉。

第三节　骨盆外测量

骨盆外测量包括测量髂棘间径、髂嵴间径、骶耻外径、坐骨结节间径、耻骨弓角度，以了解骨盆形态、有无骨盆狭窄，根据测量结果判断胎儿能否经阴道分娩。一般于妊娠 34 周时进行。

【目的】

了解骨产道情况，以判断胎儿能否经阴道分娩。

【评估】

1. 孕周及孕产次。

2. 有无骨盆外伤史。

【操作过程】

1. 护士准备　衣帽整齐，洗手。

2. 物品准备　骨盆外测量器、骨盆出口测量器、手套、笔、记录单。

3. 环境准备　室内温度 22 ～ 24℃，关闭门窗，大房间备屏风或隔帘。

4. 携用物至孕妇床旁。

5. 核对孕妇信息，解释骨盆外测量目的，以取得配合。嘱孕妇排空膀胱。

6. 协助孕妇取仰卧位于检查床上，检查者站在孕妇右侧。

（1）测量髂棘间径：嘱孕妇取伸腿仰卧位，使用骨盆外测量器测量两侧髂前上棘外缘的距离。正常值为 23 ～ 26cm（图 5-9）。

（2）测量髂嵴间径：嘱孕妇取伸腿仰卧位，使用骨盆外测量器测量两侧髂嵴外缘最宽的距离。正常值为 25 ～ 28cm（图 5-10）。

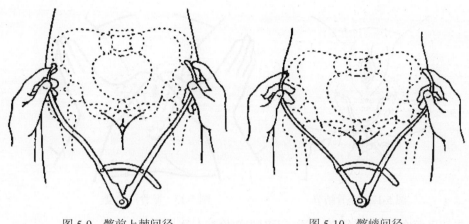

图 5-9　髂前上棘间径　　　　　　　　　图 5-10　髂嵴间径

（3）测量骶耻外径：协助孕妇取左侧卧位，右腿伸直，左腿屈曲，使用骨盆外测量器测量第五腰椎棘突下凹陷处（相当于腰骶部米氏菱形窝的上角）至耻骨联合上缘中点的距离。正常值为 18 ～ 20cm。此径线可间接推测骨盆入口前后径长短，是骨盆外测量中最重要的径线（图 5-11）。

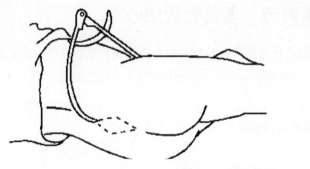

图 5-11　骶耻外径

（4）测量坐骨结节间径（出口横径）：嘱孕妇取仰卧位，两腿屈曲，双手抱膝。使用骨盆出口测量器测量两侧坐骨结节内侧缘之间的距离。正常值为 8.5 ～ 9.5cm，平均值为 9cm。如出口横径小于 8cm，应加测出口后矢状径（坐骨结节间径中点至骶骨尖端），正常值为 8 ～ 9cm。出口横径与出口后矢状径之和大于 15cm 者，一般足月胎儿可以娩出（图 5-12）。

（5）测量耻骨弓角度：用两拇指尖斜着对拢，放于耻骨联合下缘，左右两拇指平放在耻骨降支上，测量两拇指之间的角度即为耻骨弓角度。正常值为 90°，如＜ 80° 为异常（图 5-13）。

7. 协助孕妇整理衣裤。

8. 整理用物，洗手，记录骨盆各径线的测量值。

【评价】

1. 骨盆测量方法正确，数据记录准确。

2. 测量后孕妇无阴道出血及腹痛等不适。

【健康教育】

1. 告知孕妇检查前排空膀胱。

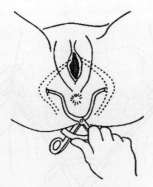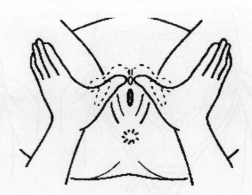

图 5-12　坐骨结节　　　　　图 5-13　耻骨弓角度

2. 告知患者检查过程中若有不适，及时告知检查人员。

【注意事项】

1. 测量结果如不在正常范围，要告知医师。
2. 操作中注意保护孕妇隐私，关心体贴孕妇。

第四节　多普勒听胎心

多普勒听胎心是利用多普勒胎心仪通过孕妇腹部听取宫内胎儿心率，是了解胎儿宫内情况的重要手段。正常胎心率 120～160/min。

【目的】

了解胎心率是否正常，监测胎儿宫内情况。

【评估】

1. 评估孕周大小。
2. 评估胎方位，选择听诊区（图 5-14）。
3. 询问孕妇对导电糊是否过敏。

【操作过程】

1. 护士准备　衣帽整齐，洗手。
2. 物品准备　多普勒胎心仪、手表、笔、记录单、超声波耦合剂、卫生纸（图 5-15）。
3. 环境准备　室内温度 22～24℃，关闭门窗，大房间备屏风或隔帘。
4. 核对医嘱，携用物至孕妇床旁。
5. 核对孕妇信息，解释多普勒听胎心目的，以取得配合。
6. 协助孕妇取仰卧位或半坐卧位，暴露腹部。
7. 确定胎心听诊区，涂少量耦合剂于腹壁（图 5-16）。
8. 打开多普勒胎心仪开关，在孕妇宫缩间隙时，将探头放于听诊区听取胎心音，当听到强而有力、有节奏的搏动声时，以手固定探头（图 5-17）。
9. 以手表或时钟计时，数 60s 胎心跳动次数，将结果告诉孕妇（图 5-18）。
10. 关闭多普勒开关。
11. 取卫生纸将孕妇腹部的耦合剂擦净。

12. 协助孕妇整理衣裤（图 5-19）。

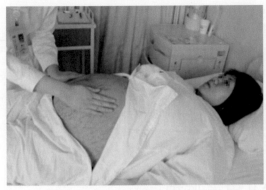

图 5-14　选择听诊区

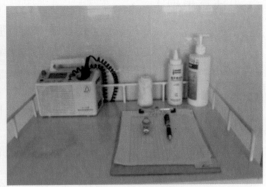

图 5-15　物品准备

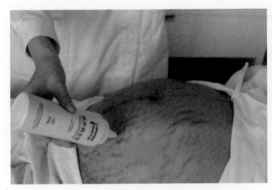

图 5-16　涂耦合剂

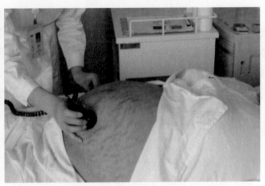

图 5-17　听取胎心音

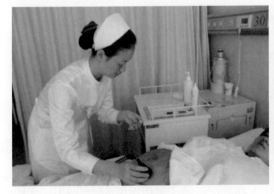

图 5-18　胎心计数

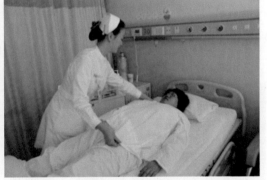

图 5-19　整理衣裤

13. 整理用物，洗手，记录胎心率。

【评价】

1. 胎心率计数及记录正确。
2. 胎心率在正常范围。

【健康教育】

1. 讲解胎心率的正常波动范围为 120 ～ 160/min。

2. 告知孕妇胎心率过快或过慢都可能是胎儿窘迫的表现，要及时就医。

【注意事项】

1. 如孕妇对耦合剂过敏，可用石蜡油或生理盐水代替。

2. 有宫缩的孕妇，应在宫缩间隙听取胎心音。

3. 胎心率如低于 120/min 或高于 160/min，需再数 1 min，若仍不正常，嘱孕妇左侧卧位并予吸氧，报告医师。

4. 如为双胎，两个听诊部位之间有 10cm 以上的无胎心音区且同时听两个胎心率相差 10/min 以上，方可认为是两个胎儿的心率。

5. 注意胎心音需与子宫动脉、腹主动脉及脐带血管杂音相鉴别。

第五节　胎儿电子监护

胎儿电子监护是使用胎儿电子监护仪连续监测和记录胎心率，同时记录胎动和宫缩，通过分析胎心与胎动、宫缩之间的关系，评估胎儿宫内安危情况。无应激试验（non-stress test，NST）是指无宫缩、无外界刺激的情况下，对胎儿进行胎心和胎动的连续监测，以了解胎儿储备能力。宫缩应激试验（oxytocin challenge test，CST）是指胎儿电子监护仪记录自发子宫收缩时胎心率的变化，了解胎盘于宫缩时一过性缺氧的负荷变化，测定胎儿的储备能力。

【目的】

1. 动态观察胎儿在宫腔内的状态。

2. 观察胎动、宫缩对胎心率的变化。

3. 评估胎儿宫内安危状况。

【评估】

1. 孕妇腹部膨隆的程度、孕周、胎方位；有无宫缩，是否临产。

2. 孕产史，本次妊娠有无合并症或并发症。

3. 孕妇对胎儿电子监护相关知识的认知程度。

4. 孕妇对导电糊是否过敏。

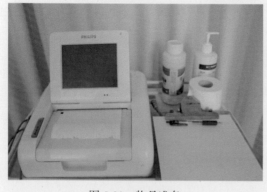

图 5-20　物品准备

【操作过程】

1. 护士准备　衣帽整齐，洗手。

2. 物品准备　电子胎儿监护仪 1 台、超声波耦合剂 1 瓶、笔和记录单、卫生纸（图 5-20）。

3. 环境准备　室内温度 22 ～ 24℃，关闭门窗，大房间备屏风或隔帘。

4. 核对医嘱，携用物至孕妇床旁。

5. 核对孕妇信息，解释行胎儿电子监护目的，以取得配合。告知孕妇监护过程通常需要 20 ～ 40min，嘱孕妇排空膀胱。

6. 协助孕妇采取半坐卧位（＞ 45°）或侧卧位（图 5-21）。

7. 连接电源，打开监护仪开关，检查仪器状态（图 5-22）。

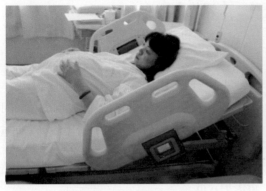

图 5-21 摆体位

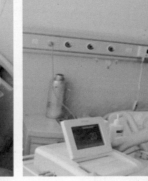

图 5-22 检查仪器状态

8. 检查者用四步触诊法选择听诊区，在胎心探头上涂耦合剂，用固定带将胎心探头固定在胎心音听得最清楚位置上（图 5-23）。

9. 将胎动记录键放在孕妇手中，教会孕妇正确使用胎动记录键（图 5-24）。

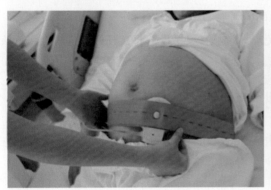

图 5-23 固定胎心探头

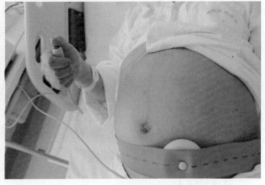

图 5-24 使用胎动记录键

10. 打开"启动"键，开始在专用监护纸上连续描记胎心及胎动（图 5-25）。

11. 若做宫缩应激试验（CST），除在孕妇腹部固定胎心探头外，还需将宫腔压力探头放置在宫底下约 2 横指处，用固定带固定探头。在无宫缩时调节宫腔压力计数到基线水平，数据显示清楚后开始记录。

12. 每次监护 20min，如有异常可延长 20～40min。

13. 观察胎动时胎心率的变化或胎心率与宫缩变化的关系（图 5-26）。

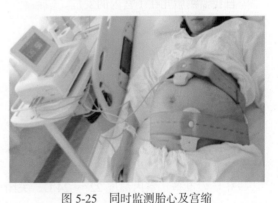

图 5-25 同时监测胎心及宫缩

14. 监护结束时，关闭监护仪开关，断开电源。

15. 取下探头，将孕妇腹部耦合剂擦干净，协助孕妇整理好衣服，取舒适体位。

16. 整理用物，洗手，将所做胎心监护图交医师判断结果后，粘贴于病历报告单上保存。

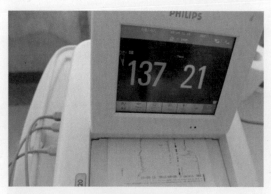

图 5-26　观察监护记录

【评价】

1. 胎心和宫缩探头部位选择正确。
2. 胎心率计数及宫缩记录准确。

【健康教育】

1. 告知孕妇监护时取半卧或侧卧位，可避免子宫压迫下腔静脉引起仰卧位低血压综合征。
2. 告知孕妇监护期间如有不适，要及时告诉医护人员。

【注意事项】

1. 尽可能不在孕妇空腹情况下进行监护。
2. 固定胎心和宫缩探头的带子不可过紧或过松，以容纳一指为宜。
3. 使用宫缩探头时不可涂抹耦合剂。
4. 发现胎心率异常，应及时报告医师并协助处理。
5. 做好仪器的保养，细心保护探头，以免损坏影响其灵敏度。每次开始监护时，注意核对监护仪系统内的时间，以保证数据的准确性。

第六节　胎动计数方法

胎动计数是孕妇自我监测胎儿在子宫腔内活动的方法，是评估胎儿宫内情况最简便的方法之一。

【目的】

自我监测胎儿在子宫内的安危。

【评估】

1. 了解妊娠周数和腹壁厚度。
2. 评估孕妇认知、理解能力。

【操作过程】

1. 护士准备　衣帽整齐，洗手。
2. 物品准备　手表或时钟（带秒针）1 个、笔和记录单。
3. 环境准备　室内温度 22 ～ 24℃，关闭门窗，保持环境安静。
4. 核对医嘱，携用物至孕妇床旁。
5. 核对孕妇信息，解释胎动计数目的，以取得配合。
6. 嘱孕妇取舒适体位，侧卧位或坐位，集中注意力仔细记数胎动（图 5-27）。

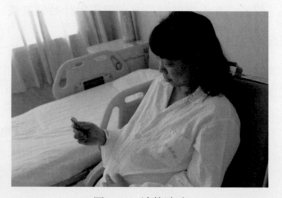

图 5-27　计数胎动

7. 若胎动计数 ≥ 6 次 /2h 为正常，＜ 6 次 /2h 或减少 50% 者提示宫内缺氧。

【评价】

胎动计数及记录准确。

【健康教育】

1. 告知孕妇自妊娠 30 周开始，每日早、中、晚各数 1h 胎动，每小时胎动 3 ～ 5 次，12h 胎动数少于 10 次为异常。

2. 告知孕妇发现胎动异常，需及时告知医护人员。

【注意事项】

1. 数胎动期间应保持注意力集中。

2. 自数胎动时，连续胎动一阵计数为 1 次。

3. 重视孕妇对胎动的主诉，有时计数在正常范围，但较平时明显减少或频繁者，需严密观察监测。

第七节　产前运动指导

产前运动指导是指从孕期开始进行有助于分娩的运动训练，对孕妇不仅有健身和促进顺利分娩的作用，还有利于产后身体的恢复。

【目的】

1. 减轻孕产期身体不适。

2. 伸展会阴肌肉及韧带，使分娩得以顺利进行。

3. 强健肌肉，有助于产后身体快速恢复。

【评估】

1. 孕妇腹部膨隆程度、孕周大小。

2. 孕妇自理能力及合作程度。

3. 孕产史、本次妊娠有无合并症、有无腹痛及阴道出血。

4. 孕妇对活动耐受程度。

【操作过程】

1. 护士准备　衣帽整齐，洗手。

2. 物品准备　有靠背的椅子、棉垫子或瑜伽垫子。

3. 环境准备　室内温度 22 ～ 24℃，关闭门窗，可播放舒缓的轻音乐。

4. 向孕妇解释产前运动目的，以取得配合。嘱孕妇穿宽松及弹性好、吸汗佳的衣裤及鞋袜。

5. 指导孕妇进行以下运动

（1）腿部运动：以手扶椅背，左腿固定，右腿做 360° 的转动（图 5-28）。做毕后还原，换腿继续做。

（2）腰部运动：手扶椅背，慢慢吸气，同时手背用力，使身

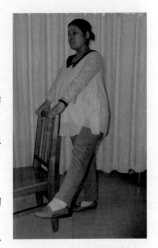

图 5-28　腿部运动

体重心集中于椅背上，脚尖立起使身体抬高，腰部伸直后使下腹部紧靠椅背，然后慢慢呼气的同时，手背放松，脚复原（图5-29）。

以上两项运动在妊娠早期即可开始做。

（3）盘腿坐式：平坐于垫子或床上，两小腿平行交接，一前一后，两膝远远分开，注意两小腿不可重叠。可在聊天或看电视时采取此姿势（图5-30）。

（4）盘坐运动：平坐于垫子或床上，将两脚跟并拢，两膝分开，两手轻放于两膝上，然后用手臂力量，将膝盖慢慢压下，配合深呼吸运动，再把手放开，持续2～3min（图5-31）。

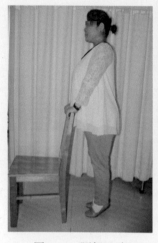
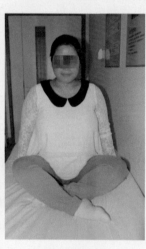
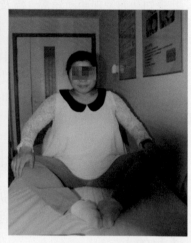

图5-29　腰部运动　　　　图5-30　盘腿坐式　　　　图5-31　盘坐运动

以上两项运动可在妊娠3个月后进行。

（5）骨盆与背摇摆运动：平躺仰卧，双腿屈曲，两腿分开与肩同宽，用足部和肩部的力量，将背部与臀部轻轻抬起，然后并拢双膝，收缩臀部肌肉，再分开双膝，将背部与臀部慢慢放下。3～5次重复运动（图5-32）。

（6）骨盆倾斜运动：双手和双膝支撑于垫子或床上，两手背沿肩部垂直，大腿沿臀部垂下，利用背部与腹部的缩摆进行运动。此项运动可以采用仰卧位或站立式进行（图5-33）。

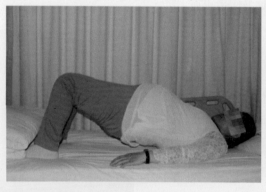
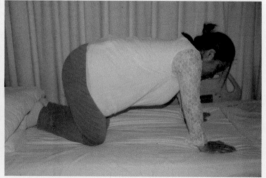

图5-32　骨盆与背摇摆运动　　　　　　图5-33　骨盆倾斜运动

（7）脊柱伸展运动：平躺仰卧，双手抱住双膝关节下缘使双膝弯曲，头部与上肢向前伸展，使脊柱、背部至臀部肌肉弯曲呈弓字型，将头与下巴贴近胸部，然后放松，恢复到平躺姿势（图5-34）。

以上三项运动可以减轻腰背部酸痛，一般在妊娠 6 个月以后开始进行。

（8）双腿抬高运动：平躺仰卧，双腿垂直抬高，足部抵住墙，每次持续 3～5min（图 5-35）。

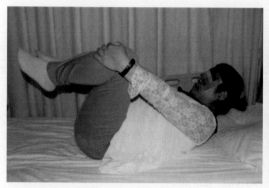 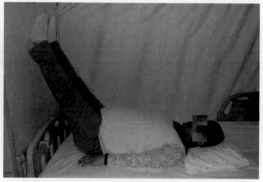

图 5-34　脊柱伸展运动　　　　　　　图 5-35　双腿抬高运动

【评价】

1. 运动姿势正确。
2. 运动方法安全。
3. 运动后孕妇无不适主诉。

【健康教育】

1. 嘱孕妇穿宽松及弹性好、吸汗佳的衣裤及鞋袜。
2. 嘱孕妇运动前排空大、小便。
3. 告知孕妇在运动时出现异常情况应立即停止。

【注意事项】

避免饭前或饭后 1h 内运动。

第六章

分娩期护理

分娩是指妊娠满 28 周及以上，胎儿及其附属物从临产开始到全部自母体娩出的过程。分娩期护理包括阴道检查、产时会阴清洁与消毒、待产体位与呼吸指导、接产、按摩子宫等。

第一节 阴道检查

阴道检查是指助产士通过阴道指诊，了解孕妇产程进展情况，其结果对产程处理具有指导意义。

【目的】

1. 了解宫口扩张程度、宫颈软硬度、厚薄，宫口位置，胎膜是否破裂。

2. 了解骨盆腔情况，确定胎方位及胎先露下降程度等。

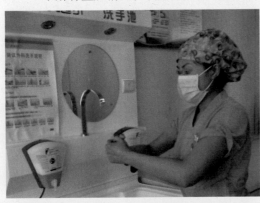

图 6-1 助产士准备

【评估】

1. 孕妇宫缩情况。

2. 孕妇是否有产前出血。

3. 孕妇膀胱充盈情况。

【操作过程】

1. 助产士准备 衣帽整齐，六步洗手，戴口罩（图 6-1）。

2. 物品准备 敷料罐、无菌镊子罐、无菌手套、清洁会阴垫。

3. 环境准备 室温 26～28℃，关闭门窗，遮挡孕妇。

4. 核对医嘱，携用物至孕妇床旁（图 6-2）。

5. 核对孕妇信息，向孕妇解释阴道检查目的，以取得配合，嘱孕妇排空膀胱（图 6-3）。

6. 帮助孕妇脱掉右侧裤腿搭于左侧。协助其取仰卧屈膝位，臀下垫好会阴垫。

7. 持无菌持物钳夹取 0.5% 碘伏纱球擦拭消毒外阴（外阴消毒范围和顺序为阴裂→双侧小阴唇→双侧大阴唇→阴阜→会阴体→肛门）。

8. 助产士右手戴好无菌手套（图 6-4），以示指和中指轻轻进入阴道进行检查（图 6-5）。

9. 检查内容包括宫口位置，宫颈软硬度、扩张程度、是否有水肿，胎先露下降程度，胎方位，胎膜是否破裂，骨盆内壁形态，骨盆内径线等。

10. 检查完毕后，脱去手套，帮助孕妇整理衣服，并告知检查结果。

11. 整理用物，洗手，将检查结果记录在病历上。

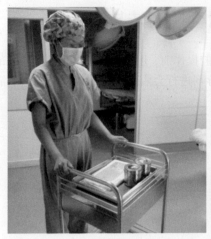
图 6-2 携物品至床旁

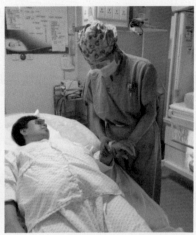
图 6-3 辨识患者

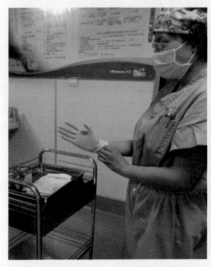
图 6-4 戴无菌手套

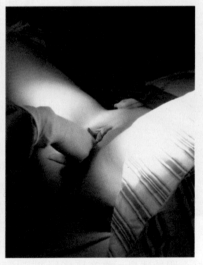
图 6-5 阴道检查

【评价】

1. 阴道检查操作方法正确、动作轻柔。
2. 检查结果及记录准确。

【健康教育】

1. 检查前嘱孕妇排空膀胱。
2. 告知孕妇如有阴道流水、阴道出血要及时通知医护人员。

【注意事项】

1. 检查时手法轻柔，避免造成人工剥膜或胎膜破裂。
2. 注意比较胎先露在子宫收缩时下降程度。
3. 对前置胎盘或不明原因产前出血者，做阴道检查前需建立静脉通道，由高年资医师完成阴道检查。

第二节　产时会阴清洁与消毒

会阴清洁与消毒是指接产、阴道内诊或宫腔操作前，用肥皂水及清水洗净外阴部的血迹、黏液及肛门周围皮肤上的粪便，再用皮肤消毒剂进行会阴部消毒，以保持会阴部清洁，促进孕妇舒适并预防感染。

【目的】

1. 避免阴道操作时造成逆行感染。
2. 促进孕妇舒适。

【评估】

1. 孕妇产程进展情况。
2. 会阴部清洁程度。

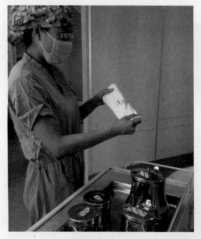

图 6-6　物品准备

【操作过程】

1. **助产士准备**　衣帽整齐，洗手，戴口罩。
2. **物品准备**　冲洗盘 1 个、盛有 500ml 水的水壶 2 个（水温 39～41℃）、无菌镊子罐 1 个、镊子 4 把、无菌敷料罐 2 个（1 个内盛 10%～20% 肥皂水纱布，1 个内盛 0.5% 碘伏纱布）、无菌接生巾 1 包、一次性冲洗垫 1 块（图 6-6）。将物品放在治疗车上，同时车上可携带热水瓶和凉开水壶。
3. **环境准备**　遮挡孕妇，室温 26～28℃。
4. **核对医嘱**，携物品到产房。
5. **核对孕妇信息**，解释会阴清洁与消毒目的，以取得配合，嘱孕妇排空膀胱。
6. 协助孕妇卧于产床上，取膀胱截石位，充分暴露外阴部，拆开产台，操作人员站在床尾部或孕妇右侧。

7. 垫好会阴冲洗垫，将产床床尾调节成稍向下倾斜的位置，将孕妇腰下的衣服向上拉，以免冲洗时打湿上衣。

8. **清洁会阴部**

（1）用无菌镊子夹取肥皂水纱布一块，擦洗阴阜、左右腹股沟、左右大腿内侧上 1/2，再擦洗会阴体、两侧臀部（图 6-7）。

（2）再用另一把无菌镊子取肥皂水纱布一块，递到第一把镊子上，擦洗阴裂、左右小阴唇、左右大阴唇、会阴体、最后擦肛门（图 6-8）。擦洗时稍用力，每个部位应重复数次，此过程需要 2.5min。

（3）操作者往孕妇大腿内侧倒少许温水试温，孕妇感觉合适后，用温水由外至内缓慢冲净皂迹。

（4）按上述步骤再重复一遍，范围应不要超出第一遍肥皂水擦洗清洁范围。

9. **消毒会阴部**　取一把无菌镊子，夹取 0.5% 碘

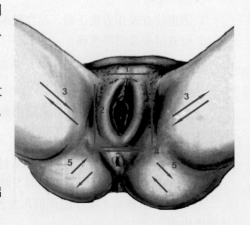

图 6-7　肥皂水擦洗第一遍

伏纱布一块，擦洗外阴一遍。顺序：阴裂→左右侧小阴唇→左右侧大阴唇→阴阜→腹股沟→股内侧上 1/3 →会阴体→两侧臀部→肛门，消毒时不要超出肥皂擦洗清洁范围（图 6-9）。

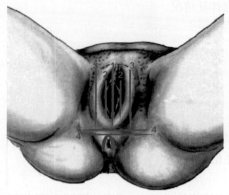

图 6-8　肥皂水擦洗第二遍

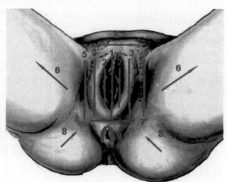

图 6-9　碘伏会阴消毒顺序

10. 撤掉会阴冲洗垫，垫好无菌接生巾。

11. 整理用物，洗手，记录操作时间。

【评价】

操作后会阴部清洁，无污渍，无血渍。

【健康教育】

1. 告知孕妇会阴清洗和消毒过程中如有不适，及时告知操作人员。

2. 告知孕妇不要触摸消毒部位，以防污染。

【注意事项】

1. 操作中注意为孕妇保暖和遮挡，水温以孕妇感觉舒适为宜。

2. 擦洗时注意用纱布包裹镊子前端，避免擦洗时划伤皮肤。

3. 冲洗过程中要注意观察产程进展，发现异常，及时报告医师，遵医嘱给予相应处理。

4. 冲洗用品均为灭菌消毒物品，每日更换一次，并注明开启日期和时间，冲洗时严格执行无菌原则。

第三节　待产体位指导

待产体位指导是指帮助孕妇在产程中通过采取不同的体位，以改变重力的优势作用和骨盆径线，同时对子宫和骨盆关节形成多种不同的压力，胎方位因这些力量的变化而发生改变，增加胎头与母体骨盆的顺应性，使胎方位异常得到纠正、胎先露下降加快、产程缩短、分娩疼痛减轻，促进产程的进展。

【目的】

1. 改善胎儿缺氧。

2. 帮助胎头下降，降低骨盆底软组织对胎头下降时的阻力，易于胎儿娩出。

3. 利用重力作用，加快胎先露下降及子宫收缩，加速产程。

4.使胎儿入盆达到最佳角度，有利于胎儿与骨盆角度的紧密衔接。

【评估】

1.孕妇宫颈扩张程度、产程进展及产妇生命体征情况。

2.是否有胎膜早破。

3.胎先露下降情况。

4.胎心是否正常。

【操作过程】

1.**助产士准备**　衣帽整齐。

2.**物品准备**　助步车、分娩椅、分娩球、墙上的扶栏、靠垫、抱枕等。

3.**环境准备**　室温 26 ~ 28℃，房间温馨并相对独立。

4.核对医嘱，携物品到孕妇床旁。

5.核对孕妇信息，向孕妇解释采取适当待产体位的必要性，以取得配合，嘱孕妇着舒适服装。

6.**体位指导**

（1）仰卧位：护士协助孕妇平卧于床上，两腿自然张开，床头可根据孕妇需求调节倾斜角度（图 6-10）。

（2）侧俯卧位：护士协助孕妇采用与胎方位同侧俯卧位，即躯体向胎方位方向侧俯卧约30°，躯体与水平面形成60°，分为左侧俯卧位（孕妇左腿伸直，右腿膝部跨过左腿膝部接触左侧床面）和右侧俯卧位（孕妇右腿伸直，左腿膝部跨过右腿膝部接触右侧床面）（图 6-11）。加好床挡。

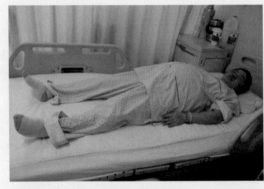

图 6-10　仰卧位

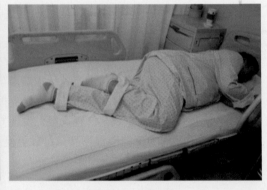

图 6-11　侧俯卧位

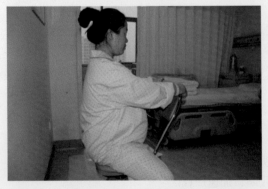

图 6-12　坐位

（3）坐位：护士协助孕妇坐于床边或坐在椅子上，两腿分开，双手抱住靠背（图 6-12），如果有摇晃的椅子更好。也可盘腿坐，上身前倾，双手放在膝盖上。

（4）蹲位：让孕妇双手扶住床沿，双脚分开，蹲在地上；也可重复站立和下蹲的动作（图 6-13）。

（5）自由体位：护士协助孕妇即卧、走、立、坐、跪、趴、蹲等由产妇自主选择一种最能舒缓疼痛的体位（图 6-14）。

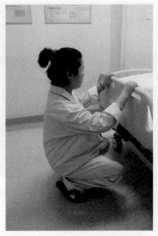
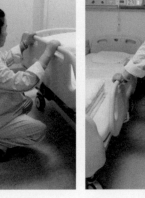
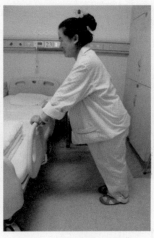

图 6-13　蹲位　　　　　图 6-14　自由体位—站立位

（6）前倾位：让孕妇坐于床边或站立，上身前倾，双手支撑于待产床或其他支撑物体上；也可反坐于椅子上，上身前倾趴于靠背上（图 6-15）。

（7）开放式膝胸卧位：护士帮助孕妇跪于床上，大腿与床面垂直，双腿分开与肩同宽，双手平贴在床面，身体俯向床面，胸与肩尽量向床面贴近，面部朝向身体一侧。加好床挡（图 6-16）。

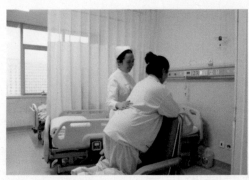
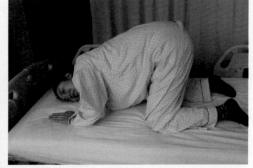

图 6-15　前倾位　　　　　图 6-16　开放式膝胸卧位

（8）直体坐位：护士协助孕妇坐于分娩球上，双腿分开，上身与水平面呈 90°，可以左右摇摆（图 6-17）。

（9）侧卧位：护士指导孕妇侧卧于床上，采取左侧卧位或右侧卧位，后背垫软枕，加好床挡（图 6-18）。

【评价】

1. 孕妇感觉舒适，不感疲劳。
2. 产程进展顺利。
3. 胎心波动在正常范围。

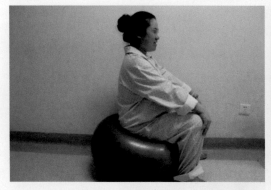

图 6-17 直体坐位

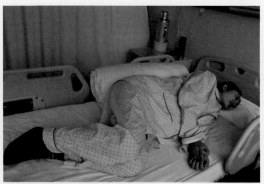

图 6-18 侧卧位

【健康教育】

1. 告知孕妇适当的体位可以帮助胎头下降，缩短产程，减轻不适。
2. 告知孕妇维持作为姿势时间不宜过长，以免外阴部水肿。
3. 告诉孕妇发生阴道流水或有强烈的大便感要及时告知医护人员。

【注意事项】

1. 根据产程进展和孕妇的身体情况，帮助和指导孕妇选择合适的体位，床上活动时一律要加床挡，注意保护其安全。
2. 蹲位会增加孕妇的疲劳感，不宜时间过长。
3. 有下列情况的孕妇要卧床待产
（1）胎膜已破而胎头高浮者。
（2）并发重度妊娠期高血压病者。
（3）有异常出血者。
（4）妊娠合并心脏病者。
（5）臀位、横位已出现产兆者。

第四节 待产呼吸指导

待产呼吸指导是一种帮助孕妇将注意力集中在对自己呼吸的控制上，以转移宫缩疼痛，并将宫缩时立即出现的肌肉紧张，经过多次呼吸练习转化为主动肌肉放松，从而使疼痛减轻的方法。

【目的】

控制呼吸，放松肌肉，缓解疼痛，促进自然分娩。

【评估】

1. 孕妇心理状态和接受程度。
2. 观察胸腹部起伏，评估呼吸功能。
3. 孕妇疼痛程度。

【操作过程】

1. **护士准备** 衣帽整齐，洗手。
2. **环境准备** 室内温度 22 ~ 24℃，空气清新。
3. 核对孕妇信息，向孕妇解释呼吸练习目的、注意事项，以取得配合。
4. 协助孕妇取仰卧位，头部稍抬高，放松全身。
5. 指导孕妇进行呼吸
（1）廓清式呼吸：即深呼吸，全身肌肉放松。
（2）缩紧与放松运动：紧缩左臂，握拳、伸直、抬高，放下左臂，放松。
（3）把紧缩的左臂想象成子宫收缩，要做到除了子宫之外的其余部分放松。
（4）呼吸练习：用于宫缩时，采取胸式呼吸的方法，减少子宫压迫。
（5）潜伏期的呼吸口令：收缩开始→廓清式呼吸→吸、二、三、四、呼、二、三、四（重复6~9次）→廓清式呼吸→收缩结束。
（6）加速期的呼吸口令：收缩开始→廓清式呼吸→吸、二、三、四、呼、二、三、四；吸、二、三、呼、二、三；吸、二、呼、二；吸、呼、吸、呼、吸、呼；吸、二、呼、二；吸、二、三、呼、二、三；吸、二、三、四、呼、二、三、四→廓清式呼吸→收缩结束。
（7）减速期的呼吸口令：收缩开始→廓清式呼吸→嘻、嘻、嘻、嘻、嘘（为浅呼吸，停留在喉部）→廓清式呼吸→收缩结束。
（8）第二产程的呼吸口令：收缩开始→廓清式呼吸→吸气、憋气、用力（从1数到10）→廓清式呼吸→收缩结束。
6. **哈气练习** 用于胎头娩出到一定范围，此时孕妇不要用力，可用吹蜡烛的方式快速呼吸。

【评价】

1. 孕妇掌握产程各阶段呼吸方法。
2. 孕妇疼痛紧张程度明显缓解。

【健康教育】

1. 告知孕妇呼吸要点，避免过度通气。
2. 告知孕妇需在临产前反复练习，临产后才能适当运用。

【注意事项】

1. 呼吸过程中及之后注意监测孕产妇血氧饱和度。
2. 发现孕产妇紧张焦虑、疼痛难忍等情况，要报告医师，积极寻找原因。

第五节 接 产

接产是指当初产妇宫口开大 10cm，经产妇宫口开大 3~4cm 时，助产人员在会阴消毒后，使用无菌敷料为接产创造一个无菌区域，由助产士保护会阴，协助胎儿安全娩出，随后娩出胎盘、胎膜。

【目的】

1. 使新生儿分娩在无菌区内，减少产妇及新生儿的感染机会。

2. 帮助胎儿安全娩出。

3. 保护会阴，避免胎儿娩出时造成会阴严重裂伤。

【评估】

1. 孕产次及产程进展情况。

2. 孕妇宫缩、宫口扩张及胎先露下降情况；注意胎头拨露和着冠。

3. 会阴部情况及胎儿大小，判断是否需要行会阴切开术。

4. 胎儿宫内状况。

【操作过程】

1. **助产士准备**　穿刷手衣，戴口罩，帽子，按外科手术要求消毒双手。

2. **物品准备**　产包1个（包括一号包皮1个、内包皮1个、产单1个、接生巾4～6块、长袜1双、手术衣1件、计血器1个、止血钳3把、断脐剪1把、脐带卷1个、敷料碗2个、尺子1把）、接生车1辆、新生儿辐射暖台1个、挂表1个。

3. **环境准备**　产房温度26～28℃，环境符合无菌手术操作要求。

4. 将产包放于接生车上推至分娩室，置于产床的左下方。

5. 核对孕妇信息，向孕妇解释分娩中护患配合的重要性，以取得配合。嘱孕妇排空膀胱，协助孕妇上产床，取膀胱截石位。

6. 请助手检查产包（图6-19），将产包最外一层包皮打开（图6-20）。

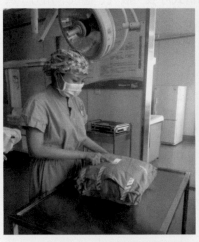 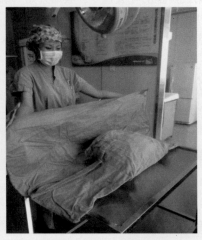

图6-19　检查产包　　　　　　　图6-20　打开外层包布

7. 助产士取出其中的手术衣，在助手的协助下穿好（图6-21）。戴无菌手套检查产包消毒指示剂是否达消毒标准，助产士双手拿住产单的上侧两角，用两端的折角将双手包住，嘱孕妇抬起臀部，将产单的近端铺于臀下（图6-22），取长袜（由助手帮助抬起左腿），将一只长袜套于孕妇左腿，在股外侧打结，用同样方法穿右侧长袜（图6-23），打开产单。

8. 将接生巾打开，一侧反折盖于腹部（图6-24），准备接生物品。

9. **协助胎头俯屈**　助产士在胎头拨露接近着冠时，右手持一接生巾，内垫纱布保护会阴，助产士的右肘支在产床上，右手拇指与其余四指分开，用鱼际顶住会阴，当宫缩时，向上内方向托，左手在子宫收缩时协助胎头俯屈，注意用力适度，使胎头以最小径线（枕下前囟径）在宫缩间歇期缓慢通过阴道口，避免会阴严重裂伤（图6-25）。

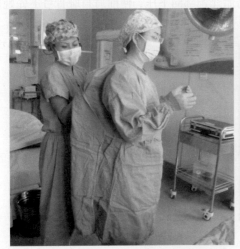

图 6-21　穿手术衣

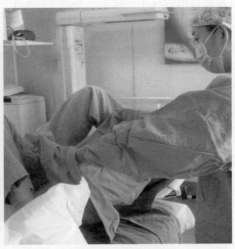

图 6-22　产单铺于臀下

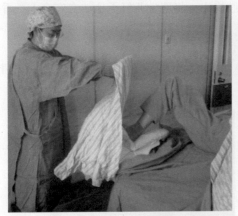

图 6-23　套一侧长裤

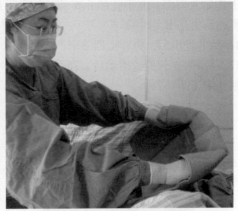

图 6-24　铺接生巾

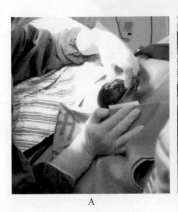

A

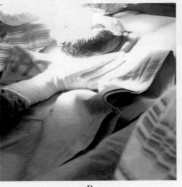

B

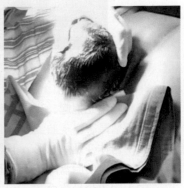

C

图 6-25　协助胎头俯屈

10. 胎头娩出后，右手仍应保护会阴，左手自新生儿鼻根部向下挤压，挤出口鼻黏液和羊水，助产士挤压力度要适度，避免新生儿损伤，在子宫再次收缩时协助胎头外旋转，使胎儿双肩径与骨盆出口前后径相一致（图6-26）。左手将胎儿颈部向下压，使前肩自耻骨弓下先娩出，再托胎颈向上，使后肩从会阴体前缘缓慢娩出。双肩娩出后，右手方可松开（图6-27）。

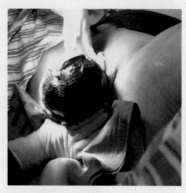 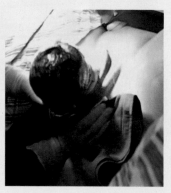

图 6-26　协助胎头外旋转　　　　图 6-27　协助娩肩

11. 右手将接生巾压向产妇臀下，防止接触过肛门的接生巾向外反转污染其他用物，助产士右手托胎儿肩部，左手托胎儿臀部，协助下肢娩出，将新生儿轻柔地放在产台上，看表，告诉产妇新生儿出生时间。

12. 胎儿娩出后，将计血器垫于产妇臀下以计量出血量。

13. 待脐带血管停止搏动后，在距脐带根部 10～15cm 处，用两把止血钳夹住，在两钳之间剪断脐带（图6-28）。

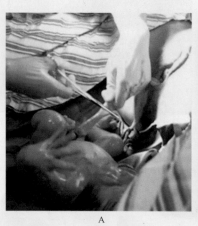 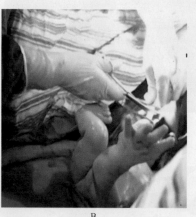

A　　　　　　　　　　　　　B

图 6-28　断脐

14. 将新生儿抱起，让母亲看到外阴部，确认性别后放在辐射台上进行脐带处理。

15. 评估是否出现胎盘剥离征象

（1）宫体变硬呈球形，下段被扩张，宫体呈狭长形被推向上，宫底升高达脐上。

（2）剥离的胎盘降至子宫下段，阴道口外露的一段脐带自行延长。

（3）阴道少量流血。

（4）助产士用手掌尺侧在产妇耻骨联合上方轻压子宫下段时，宫体上升而外露的脐带不再回缩。

16. 确认胎盘已剥离，助产士用手轻压子宫底，嘱产妇稍向下用力，助产士轻轻牵拉脐带协助胎盘娩出。

17. 将脐带提起，检查胎膜是否完整，破口高低、脐带长度，附着部位及脐带断面的血管数（图 6-29）。

18. 将胎盘铺平，仔细检查胎儿面边缘有无断裂血管，以便及时发现副胎盘。

19. 检查胎盘母面有无缺损、钙化，测量胎盘的大小（图 6-30 至图 6-32）。

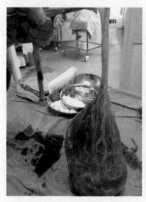
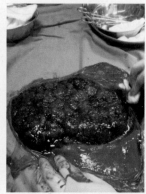
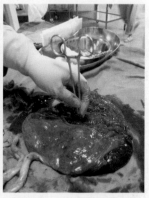

图 6-29　检查脐带　　　图 6-30　检查胎盘母面　　　图 6-31　检查胎盘厚度

20. 仔细检查软产道，从外向内依次检查会阴、小阴唇内侧、尿道口周围、阴道壁、宫颈有无裂伤，若有裂伤及时缝合。

21. 接生结束后详细记录接生全过程。

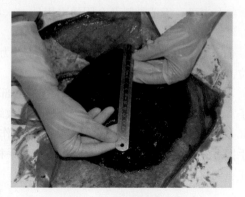

图 6-32　测量胎盘面积

【评价】

1. 铺台时机、方法符合无菌操作规范。

2. 新生儿安全娩出，会阴无严重裂伤，侧切伤口无延裂。

3. 准确判断胎盘剥离征象，胎盘、胎膜娩出完整。

【健康教育】

1. 鼓励孕妇进食少量易消化高热量食物，保存体力。

2. 分娩后指导产妇进行 "早接触，早吸吮，早开奶"。

3. 告知产后可适当下地活动，4 ～ 6h 内排尿，防止尿潴留。

4. 告知产褥期尽早做产后保健体操，促进盆底组织、会阴组织及阴道的恢复。

【注意事项】

1. 检查产包有无潮湿、松散等被污染的情况，如有上述情况应重新更换。

2. 铺台时机不宜过早，否则暴露时间长容易造成污染。暴露超过 2h 应重新更换。也不宜过晚，仓促操作易导致污染。

3. 胎头将要着冠时开始保护会阴，不宜过早或过晚。

4. 胎头娩出后，不要急于娩肩，在宫缩时或产妇向下用力时复位，协助外旋转。

5. 正确测量出血量，以免出血量不准确耽误处理。

6. 辨别胎盘剥离征象，避免暴力牵拉造成子宫外翻，胎盘娩出时不能强行娩出，避免将胎膜拉断，造成残留。

7. 胎盘上的血液或血块要用棉片蘸干，不可用力擦拭，避免造成胎盘母面毛糙影响判断。

第六节　按摩子宫

按摩子宫是促进产后子宫收缩，减少产后出血的方法之一，包括单手按摩法和双手按摩法。

【目的】

促进子宫收缩，减少产后出血的发生。

【评估】

1. 有无产后出血的高危因素。

2. 宫底高度及宫体的软硬度。

3. 阴道出血量及性质。

【操作过程】

1. **助产士准备**　双手按摩子宫法：操作者需刷手，穿手术衣，戴无菌手套。

2. **物品准备**　无菌敷料及会阴消毒用品。

3. **环境准备**　同接产。

4. 向产妇解释按摩子宫目的及子宫收缩乏力的危害，以取得配合。产妇取仰卧位或膀胱截石位，排空膀胱。

5. **单手按摩法**　操作者一只手置于产妇腹部，触及子宫底部，拇指在子宫前壁，其余四指在子宫后壁，有节律地按摩子宫，促使子宫收缩（图6-33）。

6. **双手按摩法**　在会阴消毒的基础上，操作者一手在腹壁子宫体部按摩子宫体后壁，另一只手握拳置于阴道前穹窿压挤子宫前壁，两手相对紧压子宫并做按摩，达到刺激子宫收缩、压迫止血的目的（图6-34）。

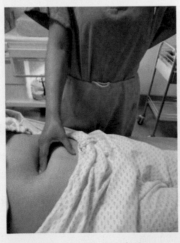 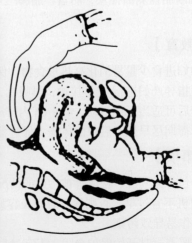

图 6-33　单手按摩法　　　　图 6-34　双手按摩法

7. 按摩子宫的同时观察阴道出血量是否减少。

8. 洗手，记录出血量及按摩效果。

【评价】

子宫收缩良好，阴道出血量减少。

【健康教育】

1. 告知产妇母乳喂养可促进子宫收缩。

2. 告知产妇阴道出血量超过月经量，需及时报告医护人员。

【注意事项】

1. 按摩子宫时用力适当，避免暴力操作。

2. 如按摩后，子宫收缩仍不良，需及时报告医师。

第七章

产褥期护理

产褥期是指从胎盘娩出至产妇全身器官除乳腺外恢复至正常未孕状态所需的一段时期，通常为 6 周。产褥期护理包括产后会阴护理、会阴伤口拆线、外阴湿热敷、母乳喂养指导、乳旁加奶、乳房护理、产后运动指导。

第一节 产后会阴护理

产后会阴护理是指应用一定冲洗工具和溶液对产妇会阴及肛门部进行清洁处理，以提高产妇舒适感和促进会阴切口愈合，防止生殖系统及泌尿系统逆行感染。

【目的】

1. 保持外阴部的清洁，促进舒适。
2. 去除分泌物和异味，预防感染。
3. 防止皮肤破损，促进伤口愈合。

【评估】

1. 产妇年龄、病情、意识、自理能力。
2. 有无留置尿管。
3. 会阴部皮肤情况及伤口情况。
4. 恶露的量、颜色及性状。

【操作过程】

1. 护士准备　着装整齐，洗手，戴口罩。
2. 物品准备　会阴擦洗盘（内有无菌弯盘 2 个，无菌镊子 2 把，消毒棉球若干，无菌干棉球 1～2 个）、便器、装有冲洗液的冲洗壶（水温 39～41℃）、长棉签、一次性会阴垫、无菌手套、快速手消毒液、屏风、垃圾袋（图 7-1）。

3. 环境准备　病室整洁，室温 22～24℃，关闭门窗。

4. 核对医嘱，携物品到床旁。

5. 核对产妇信息，向产妇讲解会阴冲洗目的，以取得配合。

6. 遮挡产妇，协助产妇取仰卧屈膝位，暴露外阴，注意保暖，臀下垫会阴垫及便器（图 7-2，图 7-3）。

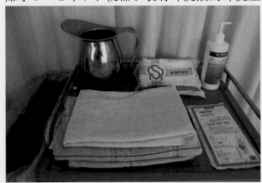

图 7-1　物品准备

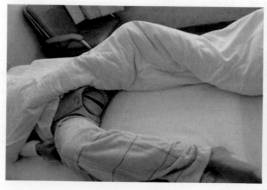

图 7-2　摆体位

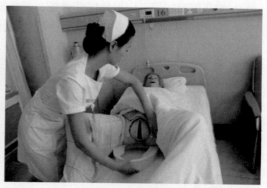

图 7-3　垫便盆

7. 打开冲洗包，戴手套，先倒少许水于阴阜部，询问产妇水温是否适宜，先冲洗会阴伤口处，然后按照自上而下、自内而外的顺序冲洗，最后擦洗肛门（图 7-4，图 7-5）。

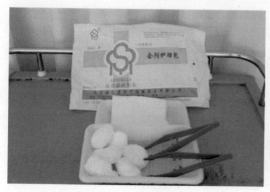

图 7-4　打开冲洗包

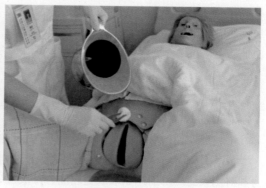

图 7-5　冲洗会阴部

8. 用干棉球擦干外阴及臀裂处水迹，取出便盆（图 7-6）。

9. 脱手套后协助产妇整理床单位，取舒适卧位。

10. 整理用物，洗手。

【评价】

产妇外阴清洁，感觉舒适。

【健康教育】

1. 告知产妇保持外阴清洁的方法，如勤换会阴垫、内裤及被褥等。

2. 产褥期禁止盆浴。

【注意事项】

1. 消毒液于冲洗前配制，冲洗后的余液及时倾倒。

2. 冲洗过程中动作轻柔，观察会阴伤口及恶露的颜色、性状、气味，发现异常，应及时报告医师。

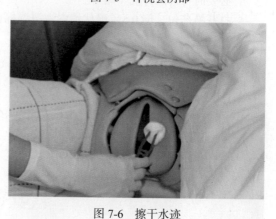

图 7-6　擦干水迹

3. 如有留置尿管，应保持尿管通畅，避免脱落、扭曲和受压。

4. 注意将伤口感染者安排至最后擦洗，防止交叉感染。

第二节　会阴伤口拆线

会阴伤口拆线是将会阴伤口处外缝线拆除的无菌操作。

【目的】

拆除会阴外缝线，减轻疼痛，促进产妇舒适。

【评估】

1. 产妇自理能力及配合程度。

2. 产后天数及会阴伤口情况。

3. 核对会阴部切口缝合针数。

【操作过程】

1. 护士准备　衣帽整齐，洗手，戴口罩。

2. 物品准备　换药包（弯盘1个，无菌镊子2把，拆线剪刀1把，棉球若干），一次性会阴垫、一次性无菌手套、0.5% 碘伏消毒液。

3. 环境准备　病室整洁，室温 22 ～ 24℃，关闭门窗。

4. 核对医嘱，携物品到床旁。

5. 核对产妇信息，向产妇讲解会阴伤口拆线的目的，以取得配合。

6. 操作者站于产妇右侧，协助其脱下对侧裤腿，盖于近侧大腿，并将被子盖于产妇上半身和对侧大腿。协助产妇取双腿屈曲、外展位，暴露外阴，臀下垫会阴垫（图 7-7）。

7. 必要时行外阴冲洗（略）。

8. 打开换药包，倒 0.5% 碘伏消毒液浸湿棉球，将拆线用品移至两膝之间（图 7-8）。

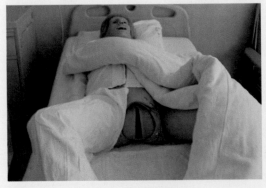

图 7-7　摆置体位

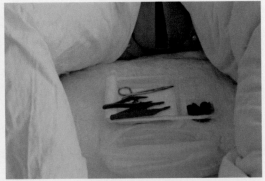

图 7-8　摆放换药包

9. 戴无菌手套，夹碘伏棉球消毒会阴切口两遍，顺序为切口→切口上→切口下（图 7-9）。最后消毒肛门，消毒直径大于 10cm，弃去消毒用的镊子。

10. 用无菌镊子提起线头，用无菌拆线剪刀沿皮肤根部剪断缝线（图 7-10），将线提出，最后取碘伏棉球消毒会阴切口一遍。

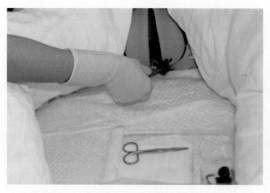

图 7-9 消毒会阴切口

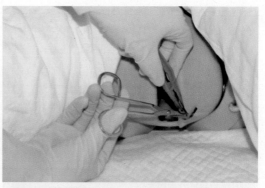

图 7-10 剪断缝线

11. 与产妇及病历记录核对拆线针数，检查伤口愈合情况（图 7-11）。

12. 协助产妇更换卫生巾，穿好衣裤，整理床单位。

13. 整理用物，洗手，核对并记录拆线针数，记录切口愈合情况。

【评价】

1. 产妇侧切伤口缝线顺利拆除，无明显疼痛感。

2. 拆线针数与缝合针数相符。

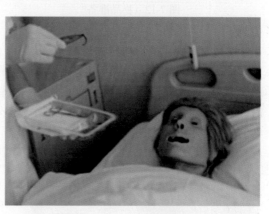

图 7-11 核对拆线针数

【健康教育】

1. 建议尽量健侧卧位，避免恶露污染伤口。

2. 嘱产妇保持局部清洁干燥，选用安全的卫生用品，及时更换。

3. 指导合理饮食，适量运动。如有不适，及时随诊。

【注意事项】

1. 注意保暖和遮挡产妇。

2. 剪刀需紧贴皮肤根部剪断缝线，避免已暴露在皮肤外的缝线从皮肤内拉出。

3. 严格查对制度，避免漏拆缝线。

第三节 外阴湿热敷

外阴湿热敷是将浸有高渗硫酸镁溶液的纱布敷于外阴，同时局部加热，达到消肿、减轻疼痛，常用于会阴水肿、血肿、伤口硬结的产妇。

【目的】

1. 促进局部血液循环、消肿、减轻疼痛。

2. 促进会阴伤口的愈合。

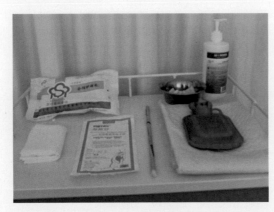

图 7-12　物品准备

【评估】

1. 产妇年龄、病情、自理能力及配合程度。
2. 外阴皮肤情况，水肿及疼痛程度。

【操作过程】

1. 护士准备　着装整齐，洗手，戴口罩。
2. 物品准备　水温计、治疗碗 1 个（内放 50% 硫酸镁浸湿纱布 1 块）、无菌镊子 2 把、一次性手套、一次性检查垫、棉垫、会阴擦洗包、手消毒剂、热水袋（45～50℃）（图 7-12）。
3. 环境准备　病室整洁，温度 22～24℃，关闭门窗。

4. 核对医嘱，携物品到床旁。

5. 核对产妇信息，向产妇讲解外阴湿热敷的目的，以取得配合。

6. 操作者站在产妇右侧，帮助脱下对侧裤腿盖在近侧大腿上，将被子盖在产妇上半身和对侧大腿上，并嘱产妇双腿屈曲、外展，暴露外阴，将检查垫垫于臀下（图 7-13）。

7. 戴手套，行会阴擦洗（略）。

8. 将浸湿的纱布展开，敷于外阴，外面覆盖棉垫，将热水袋置于外阴部（图 7-14 至图 7-16）。

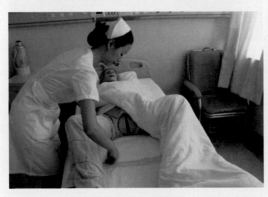

图 7-13　暴露会阴

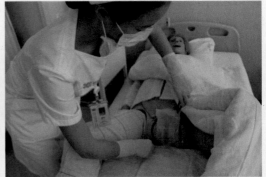

图 7-14　湿纱布敷于外阴

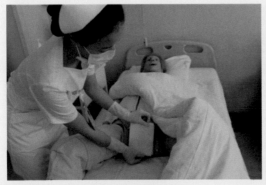

图 7-15　覆盖棉垫

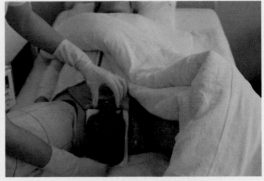

图 7-16　热水袋敷于棉垫外

9. 湿热敷 15 ~ 20min 后，取出热水袋及纱布。

10. 脱手套后协助产妇整理床单位，取舒适卧位。

11. 整理用物，洗手，记录会阴部情况。

【评价】

1. 产妇感觉会阴部温暖、舒适。

2. 局部皮肤无烫伤、无感染发生。

【健康教育】

1. 告知产妇如感觉温度过高要及时通知医护人员。

2. 告知产妇保持外阴部清洁，勤换卫生垫，内裤及被褥等。

【注意事项】

1. 如外阴有血迹及分泌物时，应先行外阴冲洗。

2. 湿热敷面积应是病损范围的 2 倍。

3. 使用热水袋前，需检查其完好性，防止漏水导致烫伤。

4. 热水袋温度控制在 45 ~ 50℃，在湿热敷的过程中，注意询问产妇的感受，防止低温烫伤。

第四节　母乳喂养指导

母乳喂养指导是帮助母亲轻松愉快地喂养新生儿，是促进母乳喂养成功的重要措施。

【目的】

促进母乳喂养成功，满足新生儿生长发育的需要，促进产妇康复。

【评估】

1. 母亲自理能力及乳房充盈程度，有无乳头皲裂、乳头凹陷等。

2. 新生儿体重及大小便情况。

【操作过程】

1. 护士准备　衣帽整齐，洗手。

2. 物品准备　脚凳、软枕

3. 环境准备　病室整洁，室温 22 ~ 24℃，关闭门窗。

4. 携物品到床旁。

5. 核对母婴信息，向产妇讲解母乳喂养的好处，取得产妇配合。

6. 指导母亲取舒适体位

（1）坐位哺乳姿势：母亲座椅的高度要合适，用一个软垫或枕头放在母亲的背后，让母亲肩部放松。如果椅子较高，在母亲脚下可放一小凳，或在膝上放一软枕，帮她将新生儿托高些，使母亲喂奶时身体不必前倾（图 7-17）。

（2）卧位哺乳姿势：母亲侧卧与床面呈 90°，后背垫一软枕，下方的手臂抬起放于枕旁（图 7-18）。

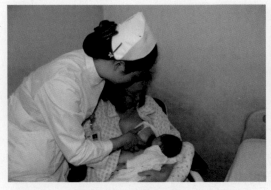

图 7-17　指导坐位哺乳

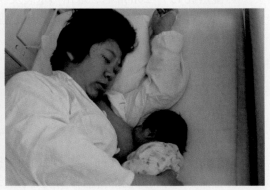

图 7-18　卧位哺乳姿势

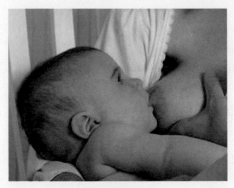

图 7-19　C 形托起乳房

7. 指导母亲正确托起乳房的方法　母亲将拇指与其余四指分别放于乳房上、下方，呈 C 形托起整个乳房（图 7-19）。示指支撑着乳房基底部，靠在乳房下的胸壁上，拇指放在乳房的上方，两个手指可以轻压乳房，改善乳房形态，使孩子容易含接。

8. 指导母亲可根据自己的喜爱选择不同的抱奶方式，如环抱式、交叉式、橄榄球式（图 7-20 至图 7-22）。

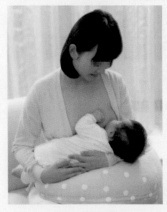

图 7-20　环抱式

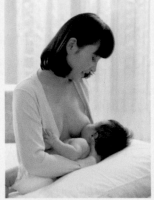

图 7-21　交叉式

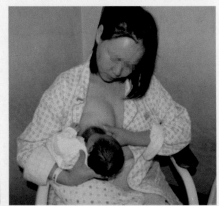

图 7-22　橄榄球式

【评价】

1. 哺乳时听到新生儿吞咽声。

2. 新生儿大小便次数及体重变化在正常范围内。

3. 哺乳前母亲乳房有充盈感，哺乳后乳房柔软。

【健康教育】

1. 向母亲宣教抱奶体位的 4 个要点（图 7-23）

（1）新生儿的头及身体应呈一直线。

（2）新生儿的脸对着母亲乳房，鼻对着乳头。

（3）母亲抱着新生儿贴近自己。

（4）母亲要托着新生儿的头颈部、肩部和臀部。

2. 讲解新生儿含接姿势正确的判断要点（图 7-24）

（1）嘴张得很大。

（2）下唇向外翻。

（3）舌头呈勺状环绕乳晕。

（4）面颊鼓起呈圆形。

（5）新生儿口腔上方有更多的乳晕。

（6）慢而深地吸吮，有时突然暂停。

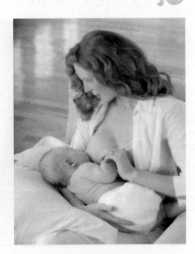

图 7-23　抱奶体位

（7）能看或听到吞咽。

【注意事项】

1. 母乳喂养过程中，母亲应面对面注视新生儿，通过目光、语言、抚摸等与新生儿进行情感交流。

2. 母亲在喂奶时要保持清醒状态，避免乳房堵塞新生儿鼻孔造成窒息。

3. 母亲如感觉乳头疼痛，需及时纠正抱奶体位及新生儿含接姿势。

4. 母亲在喂奶时不要用手按压新生儿头部。

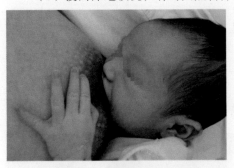

图 7-24　新生儿含接姿势

第五节　乳旁加奶

乳旁加奶是指使用辅助设备对有加奶指征的新生儿在吸吮母亲乳头的同时补充代乳品，达到既能提供新生儿营养又能促进产妇乳汁分泌的目的。

【目的】

1. 提供新生儿营养。

2. 促进产妇乳汁分泌。

3. 避免使用奶瓶导致的乳头错觉。

【评估】

1. 产妇对母乳喂养的认知程度、配合程度。

2. 产妇乳房形态、大小及有无常见的乳房问题。

3. 评估新生儿日龄、体重及吸吮能力。

4. 评估母亲泌乳情况。

【操作过程】

1. 护士准备　衣帽整齐，洗手。

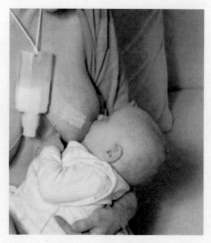

图 7-25 乳旁加奶

2. 用物准备 消毒的乳旁加奶器、奶瓶 1 个、胶布、配方奶、小毛巾或纸巾。

3. 环境准备 病室整洁、温度 22 ～ 24℃，关闭门窗，遮挡产妇。

4. 核对医嘱，携物品到床旁。

5. 核对母婴信息，向母亲解释乳旁加奶目的，以取得配合。

6. 协助母亲取坐位，按正确姿势让新生儿吸吮。

7. 开启密封包装，取出乳旁加奶器，配制适温奶液注入容器中。

8. 将储奶瓶通过吊绳悬于母亲颈部，调节吊绳长度，使储奶瓶顶部与乳头在同一水平线上，将导管呈弧形拉到乳头旁，将两根导管分别用胶带固定在左右乳晕外侧 1cm 处，导管尖端超过乳头前端 2mm 左右（图 7-25）。

9. 在新生儿张嘴时将乳头与软管一同送入新生儿口中，松开吸吮一侧的导管，当新生儿吸吮乳头，口腔形成负压时乳汁吸出。

10. 吸吮 10 ～ 15min 后，换另一侧乳房。

11. 吸吮完毕后取下乳旁加奶器。

12. 哺乳后将新生儿抱起拍嗝（图 7-26，图 7-27）。

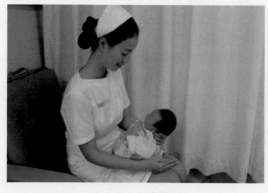

图 7-26 坐位拍嗝

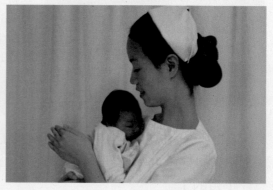

图 7-27 立位拍嗝

13. 整理用物，洗手，记录喂奶量。

【评价】

1. 新生儿未发生乳头错觉。

2. 新生儿吸吮母亲乳头促进乳汁分泌的同时，摄入足够的奶量。

【健康教育】

1. 告知产妇母乳是新生儿最理想的天然食品，勤吸吮才能促进乳汁分泌。

2. 嘱咐产妇当泌乳量增加后，要逐渐减少或停止乳旁加奶。

3. 教会产妇辅助喂养用品的清洗消毒方法。

【注意事项】

1. 取用乳旁加奶器时应检查有效期。

2. 先让新生儿充分吸吮乳房后再行乳旁加奶。

3. 喂奶后，储奶器及导管都要彻底清洗后再消毒备用。

第六节 乳房护理

乳房护理是通过乳房热敷、按摩、挤奶等方法，促进乳汁分泌，保持乳腺管通畅，预防乳腺炎发生。

【目的】

1. 促进乳汁分泌，保持乳腺管通畅。

2. 减轻乳房肿胀，防止乳汁淤积，预防乳腺炎的发生。

3. 使母婴分离的新生儿能吃到母乳，增强新生儿免疫能力。

4. 产妇或新生儿生病时保持泌乳。

5. 早产儿、低体重儿或无吸吮能力时，挤奶喂养。

【评估】

1. 产妇对母乳喂养的认知程度，配合程度。

2. 产妇乳房充盈情况或肿胀程度。

3. 产妇体温。

【操作过程】

1. 护士准备　衣帽整齐，洗手。

2. 用物准备　毛巾、水盆（内备50℃左右的温水2000ml）。

3. 环境准备　病室整洁，室温22～24℃，关闭门窗。

4. 核对医嘱，携物品到产妇床旁，遮挡产妇。

5. 核对产妇信息，向产妇讲解乳房护理目的，取得产妇配合。

6. 帮助产妇建立射乳反射

（1）建议产妇喝一些热的饮料，如牛奶、汤类。

（2）热敷乳房：用热毛巾热敷乳房，或热水淋浴，刺激乳头（图7-28）。

（3）按摩乳房：用手指轻轻拉动或揉搓乳头，轻柔按摩或拍打乳房。用指尖从乳房上方向乳头处轻轻叩打或用梳子梳理（图7-29）。

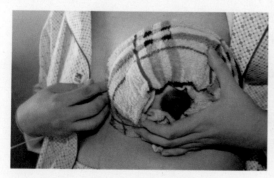

图7-28　热敷乳房

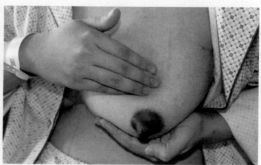

图7-29　按摩乳房

（4）按摩后背：母亲取坐位，向前弯曲，双臂交叉放在桌边，并将头枕于手臂上。脱去上衣，使乳房松弛、下垂，护士在脊柱两侧向下按摩，双手握拳，伸出拇指，用双拇指用力点压、按摩、移动并兼做小圆周运动，先沿脊柱下移，再自颈部移到肩胛骨，持续按摩 2 ～ 3min（图 7-30）。

7. 指导产妇挤奶（图 7-31）

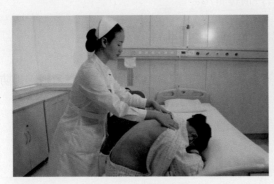 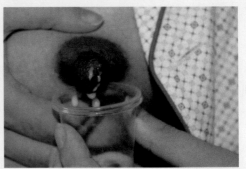

图 7-30　按摩后背　　　　　　　　图 7-31　挤奶方法

（1）洗净双手，选用清洁的大口径杯子或广口瓶。
（2）坐或站均可，以自己感到舒适为准。
（3）将容器靠近乳房。将拇指及示指放在距乳头根部 2cm 处，二指相对，其他手指托住乳房。
（4）用拇指及示指向胸壁方向轻轻下压，不可压得太深，否则将引起乳腺导管阻塞。
（5）各个方向按照同样方法挤压乳晕，使乳房内每一个乳窦的乳汁都被挤出。
（6）一侧乳房至少挤压 3 ～ 5min，待乳汁少了，就可挤另一侧乳房，如此反复数次。每次挤奶持续 20 ～ 30min 为宜，双手可交换挤压，以免疲劳。

【评价】

1. 产妇乳房变软，感觉舒适。
2. 挤出的乳汁未被污染，妥善保存。

【健康教育】

告诉产妇母乳保存的条件及时间：25 ～ 37℃的条件下保存 4h；2 ～ 4℃冷藏可保存 8d；在冰箱冷冻室储存可保存 6 个月。

【注意事项】

1. 按摩前注意洗手，不佩戴饰物，不留指甲。
2. 按摩力度要适宜，切忌用力过猛，使产妇产生恐惧感。
3. 注意挤奶时手及储奶容器的清洁，保证乳汁不被细菌污染。

第七节　产后运动指导

产后运动指导是帮助产妇进行有规律的康复锻炼，以促进体力、盆底和腹肌张力的恢复，减少产后并发症。

【目的】

1. 促进产妇恢复体力。
2. 减少静脉血栓形成。
3. 促进盆底和腹部肌肉恢复张力。

【评估】

1. 分娩时间及方式。
2. 产妇体力及全身状况。
3. 产妇及家属对产后运动的接受程度。

【操作过程】

1. 护士准备　衣帽整齐，洗手。
2. 物品准备　产后运动宣教图。
3. 环境准备　室内温度 22 ～ 24℃，保持环境整洁，可播放轻音乐。
4. 携用物至孕妇床旁，核对孕妇信息，解释产后运动目的，以取得配合。
5. 运动方法指导

（1）上肢运动：仰卧，两臂水平放展，内收，可重复做 10 次。将上臂缓缓举过头部，再慢慢收回。可重复做 10 次。

（2）屈伸运动：仰卧，两手平放于躯干两侧，将右下肢向腹部屈曲，再放平伸直。左下肢做同样动作。可重复做 10 次。

（3）缩肛运动：有节奏地使肛门收缩、放松。可重复做 10 次。

（4）深呼吸运动：仰卧，两臂平放于身旁，先深吸气，再深呼气。可重复做 10 次（图 7-32）。

（5）伸腿运动：仰卧，两臂平放于身旁，双腿交替上举和双腿并举，与身体呈 90°，然后放平。可重复做 15 次（图 7-33）。

（6）腰背运动：仰卧，髋和腿放松分开稍屈，足底平放在床上，尽力抬高臀部和背部，离开床面。可重复做 15 次（图 7-34）。

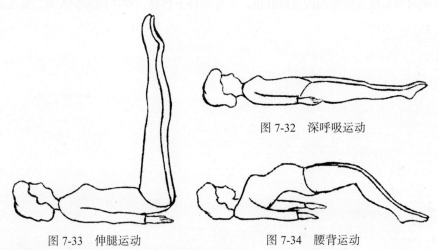

图 7-32　深呼吸运动

图 7-33　伸腿运动　　　　图 7-34　腰背运动

（7）仰卧起坐：平卧，两腿伸直，两手叉腰坐起。可重复做 15 次（图 7-35）。

（8）腰部运动：跪姿，两膝分开与肩同宽，两上肢伸直垂直于床面，双手平放，腰部进行左右旋转动作。可重复做 15 次（图 7-36）。

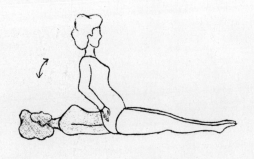

图 7-35　仰卧起坐

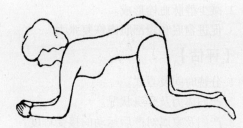

图 7-36　腰部运动

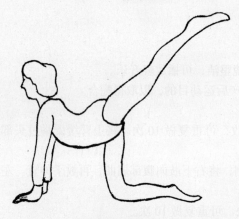

图 7-37　全身运动

（9）全身运动：跪姿，双臂支撑床面，左右腿交替向背部高举。可重复做15次（图7-37）。

【评价】

1. 运动后产妇舒适。
2. 体力逐渐恢复。

【健康教育】

1. 告知产妇正常产后两天即可进行运动，剖宫产术后需要推迟运动的时间，一般根据医嘱，在伤口愈合良好之后再进行适量的运动。

2. 指导产妇出院后坚持每日运动，根据自己体力逐渐增加运动量。

【注意事项】

1. 运动量需根据自身情况而定，以不痛不累为原则，运动后心率不宜大于 100/min。
2. 运动时如出现恶露增加或呈鲜红色，要立即停下休息，并咨询医护人员，延迟运动。

第八章

新生儿护理

足月妊娠的胎儿从出生后断脐到满 28d 前的时期称新生儿期，它是胎儿逐渐适应宫外生活的过渡时期。新生儿护理包括复苏、日常护理、疫苗接种及疾病筛查等多项技能。

第一节　新生儿 Apgar 评分法

新生儿 Apgar 评分法是通过新生儿出生后 1min 内的心率、呼吸、肌张力、反射及皮肤颜色判断新生儿有无窒息及窒息严重程度的方法。

【目的】

通过判断新生儿有无窒息及窒息严重程度，为新生儿快速复苏及后续治疗提供依据。

【评估】

1. 母亲孕周及有无并发症。

2. 羊水性状及胎心变化。

3. 分娩过程是否顺利。

【操作过程】

1. 护士准备　衣帽整齐，洗手，戴口罩和手套。

2. 物品准备　新生儿辐射台、听诊器、带秒表的时钟及新生儿复苏用品（略）。

3. 环境准备　新生儿辐射台温度调至 33 ～ 35℃，关闭门窗，室温调至 24 ～ 26℃。

4. 助产士将新生儿断脐后，立即抱到辐射台上，取仰卧位。

5. 护士站在新生儿足端或右侧，观察新生儿躯干及四肢皮肤颜色、呼吸是否规则、哭声是否响亮、四肢活动是否活跃、刺激时有无皱眉反应。

6. 取听诊器放于心前区听心率，数 6s 心跳次数乘以 10 得每分钟心率（图 8-1）。

7. 依据以下标准判断分值，每项 0 ～ 2 分，满分为 10 分（表 8-1）。

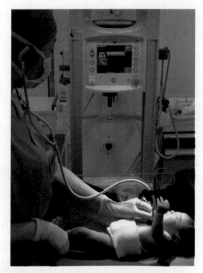

图 8-1　听取心率

8. 若评分为 8 ～ 10 分，属于正常新生儿，4 ～ 7 分为轻度窒息，0 ～ 3 分为重度窒息。

9. 如有窒息，需立即进行新生儿复苏（略）。

10. 如无窒息，将新生儿抱至母亲胸前进行皮肤接触。

71

表 8-1   新生儿 Apgar 评分标准

体征	0分	1分	2分
心率	无	< 100/min	≥ 100/min
呼吸	无	慢，不规则	规则，啼哭
肌张力	瘫软	四肢稍曲	活动活跃
反射	无反应	皱眉	哭声响亮
皮肤颜色	青紫、苍白	躯干红，四肢青紫	全身红润

【评价】

1. 5 项指标观察全面。
2. 评分结果准确反映新生儿状态。

【健康教育】

1. 告诉母亲或家属新生儿评分的结果。
2. 向母亲或家属讲解新生儿评分的方法及临床意义。

【注意事项】

1. 新生儿辐射台温度调至 33 ～ 35℃，不宜过高或过低。
2. 如有窒息，复苏 5min、10min 后再次评分，直至连续两次评分≥ 8 分。
3. 新生儿 Apgar 评分法是评价窒息最简捷实用的方法，但不能作为诊断窒息的唯一指标。

第二节   新生儿测量

新生儿测量是使用特定设备、规范的方法测量新生儿身长、头围、胸围的径线，以监测新生儿生长发育状况。

【目的】

监测新生儿生长发育状况。

【评估】

1. 新生儿出生时孕周。
2. 新生儿日龄。
3. 新生儿是否存在影响测量的因素。

【操作过程】

1. 护士准备   衣帽整齐，洗手。
2. 物品准备   身长测量板、软尺、记录本、笔。
3. 环境准备   关闭门窗，室温 26 ～ 28℃。
4. 核对医嘱，辨识新生儿，向家长解释测量目的，取得配合，待新生儿处于安静状态时推至检查室。
5. 测量身长   确认测量板放置平稳，抱起新生儿平卧于测量板上，将头顶轻贴测量板顶端，护士左手抚住新生儿双膝，使双腿并拢伸直，右手移动足板，接触两侧足跟，双足与底板垂直。查看刻度，准确读出身长厘米数，精确到 1cm（图 8-2）。

6. 测量头围　将新生儿抱至检查台上，护士站在新生儿足端或右侧，用左手拇指将软尺"0"点定于新生儿前额正中齐眉弓上缘处，再从头右侧向后经枕后围绕至"0"点，准确读数，以厘米为单位，精确到 0.1cm（图 8-3）。

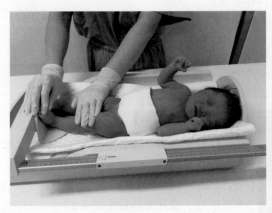

图 8-2　测量身长

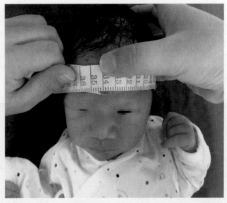

图 8-3　测量头围

7. 测量胸围　解开新生儿衣被，用右手拇指将软尺"0"点固定于新生儿胸前乳头下缘，左手拉软尺沿右胸壁绕至后背经两肩胛骨下缘，再沿左侧胸壁绕回至"0"点，准确读数，以厘米为单位，精确到 0.1cm（图 8-4）。

8. 为新生儿穿好衣服，根据需要适当包裹。

9. 整理用物，洗手，记录身长、头围及胸围的测量值。

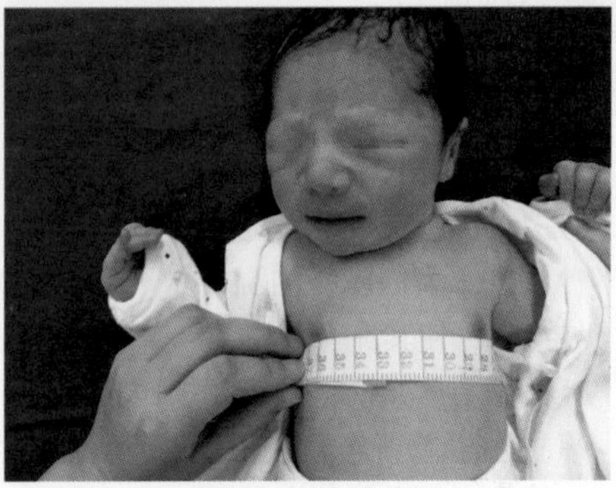

图 8-4　测量胸围

【评价】

1. 测量数值准确。

2. 无意外事件发生。

【健康教育】

1. 告知家属正确的测量方法及注意事项。

2. 告知家属新生儿身长、头围及胸围的正常值范围。

【注意事项】

1. 测量身长时应使新生儿双下肢充分伸展，以减少误差。

2. 测量头围时软尺应紧贴新生儿皮肤，左右对称。

3. 测量胸围时，注意左右对称，软尺自然贴于胸部皮肤。

4. 如小儿哭闹时，不可勉强测量。

5. 测量过程中要注意新生儿安全和保暖。

第三节　新生儿人工喂养

新生儿人工喂养是指当母亲因各种原因不能喂哺新生儿时，选用牛、羊乳等兽乳，或其他代乳品喂养新生儿。

【目的】

满足因各种原因不能母乳喂养的新生儿营养需要。

【评估】

1. 新生儿所需奶粉种类及奶量、频率、时间及进食情况。

2. 新生儿日龄及体重。

3. 是否对奶粉有特殊要求（如抗过敏、去脂等）。

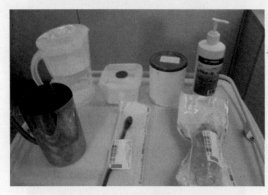

图 8-5　物品准备

【操作过程】

1. 护士准备　着装整齐，洗手，戴口罩。

2. 物品准备　500ml 量杯、配方奶粉、量勺、无菌调奶器（搅拌棒或勺）、无菌开水壶、消毒奶瓶、温开水适量（图 8-5）。

3. 环境准备　病室整洁，温度 24 ～ 26℃，关闭门窗。

4. 核对医嘱，携物品到新生儿床旁。

5. 与母亲核对新生儿，检查新生儿尿布，必要时更换。

6. 护士再次洗手，检查无菌包有效期，取出无菌量杯、调奶器、开水壶。

7. 将开水壶内晾好的温开水（40 ～ 50℃）倒入量杯中，用量勺取适量奶粉倒入量杯，用搅拌勺搅匀，使其完全溶解。

8. 根据新生儿奶量倒于奶瓶内，试温后喂哺（图 8-6）。

9. 护士抱起新生儿，用左肘弯托住新生儿头颈部，用左手托住新生儿臀部，使其身体和头呈一条直线，头部稍高（图 8-7）。

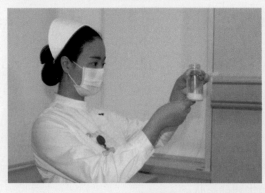

图 8-6　适量奶液

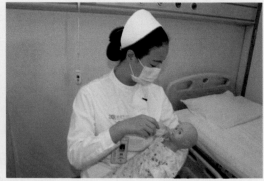

图 8-7　喂养姿势

10. 右手取奶瓶，使奶嘴前端充满乳汁，用奶嘴触碰新生儿口唇，待其口张大时，放入口中。

11. 轻擦新生儿口角奶汁，竖抱新生儿轻拍背部 3 ～ 5min（图 8-8）。

12. 整理用物，哺乳用具初步清洁后送消毒，洗手，记录喂奶量。

【评价】

新生儿喂奶后无吐奶、溢奶，表现舒适、安静。

【健康教育】

1. 告知家属每次喂奶前试奶温，可将乳汁滴于手背或手腕处，以不烫手为宜。

2. 告知家属奶粉的浓度及量要适宜，过浓会使宝宝消化不良，大便中会带有奶瓣；过稀则会使宝宝营养不良。

3. 指导家属哺乳后应将新生儿竖抱拍背。

【注意事项】

1. 配奶时先放入适量的温水，再加入奶粉搅拌，现配现用。

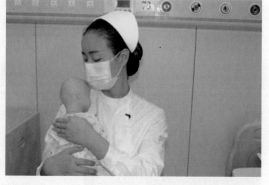

图 8-8 拍嗝

2. 配奶的量杯、搅拌勺、奶瓶和奶头用后消毒，不可反复使用。

3. 配方奶粉注明起始开盖时间，有效期为 14d。

4. 量勺用后不能放在奶粉罐内，防止奶粉污染。

5. 喂奶时注意观察新生儿的吸吮、吞咽情况。

6. 喂奶时，奶瓶斜度应使乳汁始终充满奶嘴，以免新生儿将空气吸入。

第四节　新生儿与母亲皮肤早接触、早吸吮

早接触是指新生儿娩出后 1h 内尽早与母亲进行皮肤接触，母婴皮肤接触时间不少于 30min；母婴接触期间新生儿出现觅食反射时，帮助新生儿在母亲乳房上开始吸吮，即为早吸吮。

【目的】

1. 增加母子感情。

2. 有利于新生儿保暖。

3. 促进母亲泌乳素的分泌，有助于母乳喂养。

【评估】

1. 新生儿出生状况，1min Apgar 评分≥ 8 分均应进行早接触。

2. 母亲生命体征及身体状况。

【操作过程】

1. 护士准备　衣帽整齐，洗手，戴口罩。

2. 物品准备　新生儿盖被。

3. 环境准备　室温 26 ～ 28℃，房间温馨并相对独立。

4. 向母亲讲解早接触、早吸吮的意义，清洁母亲乳房。

5. 协助母亲取舒适卧位，将新生儿放置在母亲胸前，新生儿两手环抱母亲一侧乳房，胸腹部紧贴母亲肌肤，新生儿头偏向母亲脸一侧，与母亲目光交流，母亲两手环抱新生儿，保证新生儿安全（图 8-9）。

6. 为新生儿和母亲盖好被子或单子，注意保暖。

7. 母婴皮肤接触持续不少于 30min，出现觅食反射时，帮助新生儿开始早吸吮。

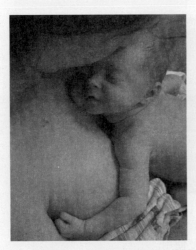

图 8-9　母婴皮肤接触

【评价】

1. 母亲环抱新生儿方法正确、安全、舒适。

2. 新生儿吸吮姿势正确。

【健康教育】

1. 告知母亲注意观察新生儿肤色，防止呼吸道堵塞。

2. 指导母亲如何环抱新生儿防止坠落。

【注意事项】

1. 注意为新生儿保暖，观察皮肤颜色。

2. 母婴接触期间，应有护士守护，防止新生儿坠落、呼吸道堵塞。

3. 剖宫产术后母婴可在手术室进行简单皮肤接触，回病房后再进行充分接触和吸吮。

第五节　新生儿复苏

新生儿复苏是对出生后 1min 内未建立呼吸或无规律呼吸的新生儿给予额外的帮助，使其建立有效呼吸，挽救生命。

【目的】

帮助新生儿建立有效呼吸、循环，减少窒息引起的并发症，降低新生儿病死率。

【评估】

1. 羊水有无胎粪污染。

2. 有无呼吸或哭声。

3. 肌张力情况。

4. 是否足月。

【操作过程】

1. 护士准备　衣帽整齐，洗手，戴口罩。

2. 物品准备　氧气湿化瓶、新生儿复苏气囊（自动充气式或气流充气式）、新生儿低压吸引器、各种型号的气管插管、吸痰管、新生儿喉镜、肾上腺素、生理盐水、胶布、新生儿辐射台、胎粪吸引管、听诊器等，连接好氧气装置，氧流量调节到 5L／min（图 8-10）。

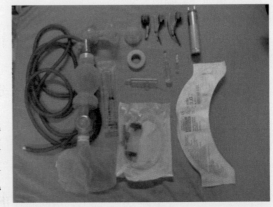

图 8-10　物品准备

3. 环境准备　室温 26～28℃，新生儿辐射台温度调至 32℃，相对湿度 50%～60%。

4. 新生儿准备　将新生儿放在提前预热好的新生儿辐射台上，可在肩下垫卷好的小毛巾使肩部抬高 2～3cm，将新生儿颈部轻度仰伸。

5. 用吸球清理呼吸道。

6. 迅速擦干全身　用毛巾迅速擦干身上、头部的羊水、血迹，并将湿巾撤掉（图 8-11）。

7. 重新摆正体位　新生儿仰卧位，头部轻度仰伸呈"鼻吸气位"（图 8-12）。

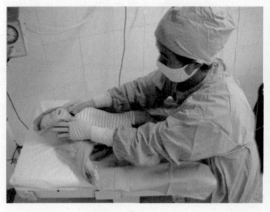

图 8-11　擦干全身

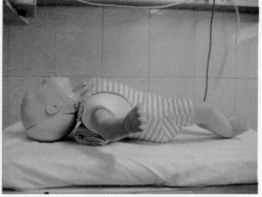

图 8-12　鼻吸气位

8. 触觉刺激　操作者用一只手轻柔地摩擦新生儿背部、躯体两侧或轻弹、轻拍足底（图8-13，图 8-14）。

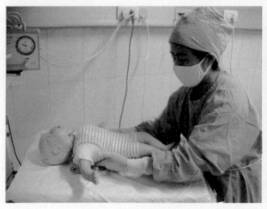

图 8-13　刺激背部

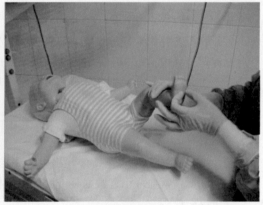

图 8-14　刺激足底

9. 评估呼吸、心率、肤色，如有自主呼吸，心率＞100/min，肤色红润，则观察护理，如呼吸暂停或心率＜100/min，发绀，配合医师进行正压通气（图8-15）。

10. 有效通气30s后，评估心率＞100/min，皮肤红润，进行复苏后护理。心率＜60/min，配合医师进行正压通气和胸外按压（图8-16，图8-17）。

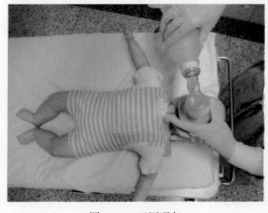

图 8-15　正压通气

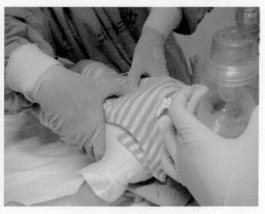

图 8-16　拇指法胸外按压

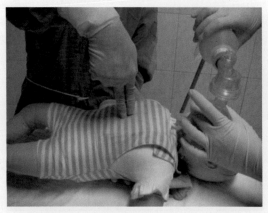

图 8-17　双指法胸外按压

11. **评估心率**　心率＜ 60/min，遵医嘱使用肾上腺素，用药后评估，心率＞ 60/min，进行正压通气和胸外按压。

12. **评估心率**　心率＞ 60/min，进行正压通气，有效通气 30s 后评估，心率＞ 100/min，肤色红润，进行复苏后护理。

13. 整理用物，洗手，记录复苏过程。

【评价】

1. 新生儿复苏成功。

2. 复苏后新生儿未出现骨折、气胸等并发症。

【健康教育】

指导家属如何观察新生儿的呼吸及肤色情况，发现异常及时报告医护人员。

【注意事项】

1. 每日检查并保证复苏仪器、设备齐全，处于良好备用状态。

2. 复苏过程中，每 30s 评估一次，以便快速决策，采取进一步措施。

3. 新生儿经过复苏，生命体征恢复正常以后仍有可能恶化，复苏后要严密监护。

第六节　新生儿脐部护理

新生儿脐部护理是防止新生儿出生后脐带残端被细菌侵入、繁殖引起脐部感染，可降低细菌经脐动脉侵入血液引起败血症或腹膜炎的概率。

【目的】

保持脐部清洁，防止脐部感染。

【评估】

新生儿脐部有无红肿、分泌物、渗血、渗液、异常气味和周围皮肤状况。

【操作过程】

1. 护士准备　衣帽整齐，洗手，戴口罩。

2. 物品准备　75% 乙醇、棉签、无菌纱布。

3. 环境准备　室温 24 ～ 26℃，关闭门窗，房间清洁。

4. 核对医嘱，携用物至床旁。

5. 核对新生儿，向家长解释脐部护理的目的，以取得配合。为新生儿沐浴后取仰卧位，适当保暖。

6. 暴露新生儿腹部。

7. 取无菌棉签蘸干脐窝内的水分及分泌物。

8. 右手轻轻提起脐带结扎线，左手取 75% 乙醇棉签消毒脐带残端、脐窝、脐轮及周围皮肤 2 ～ 3 遍，脐周皮肤消毒范围直径约 5cm（图 8-18）。

9. 正常脐部消毒后，自然晾干，不需包裹。

10. 整理用物，洗手，记录脐部情况。

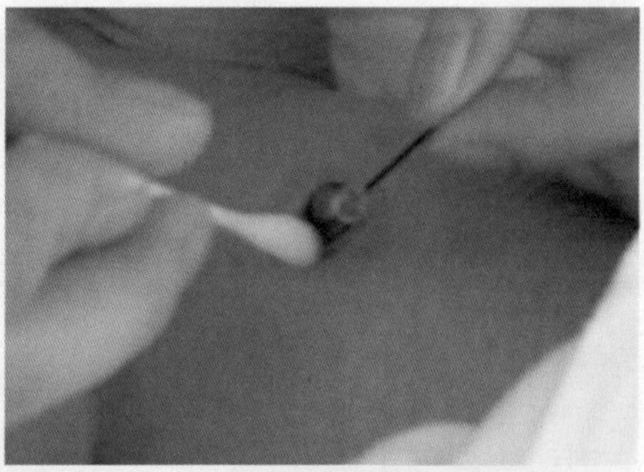

图 8-18 脐部护理

【评价】

1. 新生儿脐部清洁、干燥、无分泌物及陈旧性血渍。

2. 新生儿无受凉及损伤情况发生。

【健康教育】

1. 告知家属宣教保持脐部清洁干燥的重要性，强调勿使尿布盖住脐部，防止尿液污染。

2. 告知家属脐带脱落前，勿试图将其剥脱。脐带脱落后继续用 75% 乙醇消毒脐窝处，直至分泌物消失。

3. 指导家属如发现脐部红肿或分泌物有臭味，提示脐部感染，需及时就诊。

【注意事项】

1. 结扎线如有脱落应重新结扎。

2. 操作中动作要轻柔，注意保暖。

3. 操作前后，严格洗手，防止交叉感染。

第七节 新生儿臀部护理

新生儿臀部护理是保持新生儿清洁，促进舒适，预防新生儿臀红。

【目的】

保持新生儿臀部清洁，预防臀红，促进新生儿舒适。

【评估】

1. 新生儿臀部皮肤情况及身体状况。

2. 评估更换尿布是否及时。

【操作过程】

1. 护士准备 衣帽整齐，洗手，戴口罩。

2. 物品准备 纸尿裤 1 片或尿布数片、小毛巾、水盆 1 个（温水 38～42℃）、新生儿用湿纸巾、护臀膏。

3. 环境准备 室温 24～26℃，关闭门窗。

4. 携用物至床旁，向家属解释臀部护理的目的，以取得配合。

5. 新生儿准备 取仰卧位，适当保暖。

6. 打开尿布检查，发现粪便后，左手提起新生儿双足，右手将尿布对折，清洁面向外垫于臀下，取温水毛巾洗净臀部，或用新生儿护肤湿巾从前向后擦拭干净，涂护臀膏。

7. 提起新生儿双脚，将其臀部抬高，抽出脏尿布，垫上新的纸尿裤。有胶带部分朝向腰部方向，尿布上边缘齐腰，将尿裤下端向上包起，贴于腹部，撕开两侧胶带，粘于尿裤不光滑面（图 8-19）。

8. 系贴尿裤时松紧需适当，系好后腰部以容纳二指为宜，不可太松或太紧（图 8-20）。

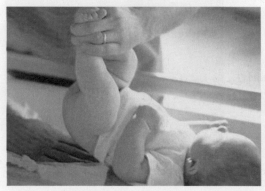
图 8-19　更纸尿裤

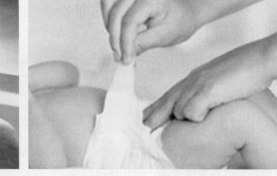
图 8-20　系贴纸尿裤

9. 为新生儿穿衣服，盖好被子。

10. 整理用物，洗手，记录大小便情况。

【评价】

1. 新生儿臀部清洁。

2. 新生儿无臀红发生。

【健康教育】

1. 告知家属大小便后及时清洗并更换尿布，预防臀红的发生。

2. 告知家属如发现臀部皮肤异常，需来院就诊。

【注意事项】

1. 动作轻柔、敏捷，注意保暖。

2. 尿布大小、松紧适当。

3. 尿布应选择纯棉质布料或透气性能好的纸尿裤。

4. 操作前后，严格洗手，防止交叉感染。

第八节　新生儿乙型肝炎疫苗接种

新生儿乙型肝炎疫苗接种是指在出生 24h 内接种重组（酵母）乙型肝炎疫苗（以下简称乙肝疫苗），使新生儿机体产生免疫应答。

【目的】

预防乙型肝炎（简称乙肝）病毒感染。

【评估】

1. 新生儿孕周、体重、体温等情况。

2. 新生儿有无乙肝疫苗接种禁忌证（如发热、严重畸形等）。

【操作过程】

1. 护士准备　衣帽整齐，洗手，戴口罩。

2. 物品准备　治疗盘 1 个、75% 乙醇、棉签 1 包、2ml 注射器 1 个、乙肝疫苗 1 支（10mg）、砂锯 1 个、锐器盒 1 个、污物罐 1 个、乙肝疫苗接种卡片 1 张、接种乙肝疫苗知情同意书。

3. **环境准备**　关闭门窗，室温 24 ～ 26℃。

4. 核对医嘱，在治疗室内检查注射器及乙肝疫苗有效期，按无菌原则抽取乙肝疫苗 10mg，请二人查对，携物品到新生儿床旁。

5. 核对新生儿，向母亲解释接种乙肝疫苗的目的和风险，签署知情同意书。

6. 填写乙肝疫苗接种卡，与母亲核对接种卡上的姓名、出生时间、出生体重等信息。

7. 为新生儿取仰卧位或左侧卧位，暴露新生儿右上臂外侧三角肌，用棉签蘸 75% 乙醇消毒皮肤两遍（图 8-21）。

8. 将注射器内气体排尽，左手固定右上臂，右手持注射器垂直进针，回抽无回血后推药，拔针后棉球压针眼 3 ～ 5min（图 8-22）。

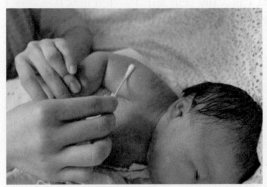

图 8-21　消毒皮肤　　　　图 8-22　垂直进针

9. 将针头放入锐器盒内，注射器放入医用垃圾桶。

10. 再次核对新生儿，为新生儿穿好衣服，整理用物，洗手，记录注射部位及剂量。

【评价】

1. 接种条件合格，接种时间适宜。

2. 接种疫苗剂量准确。

3. 接种部位选择正确。

【健康教育】

1. 告知母亲新生儿接种乙肝疫苗后可能发生的反应。第一针接种后出现过敏或其他异常反应者，不再注射第二针、第三针。

2. 告知母亲后续接种乙肝疫苗第二针、第三针的时间和地点。

【注意事项】

1. 生后 24h 内注射乙肝疫苗。

2. 无论母亲是否感染乙肝病毒均需接种乙肝疫苗。

3. 孕周不足 37 周的新生儿，暂缓注射。待累计孕周达到 37 周后遵医嘱接种。

4. 接种部位统一选择右臂三角肌。

第九节　新生儿卡介苗接种

新生儿卡介苗接种是指在出生 24h 后接种由减毒结核分枝杆菌制成的活疫苗，使新生儿对结核杆菌产生一定程度特异性免疫。

【目的】

预防结核杆菌感染。

【评估】

1. 新生儿孕周、体重、体温等情况。
2. 新生儿有无卡介苗接种禁忌证（如免疫缺陷病、早产儿、先天性畸形等）。

【操作过程】

1. 护士准备　衣帽整齐，洗手，戴口罩。
2. 物品准备　治疗盘1个、75%乙醇、棉签1包、1ml注射器1个、卡介苗及其溶剂各1支、砂锯1个、锐器盒1个、污物罐1个、卡介苗接种卡片1张、接种卡介苗知情同意书。
3. 环境准备　关闭门窗，室温24～26℃。

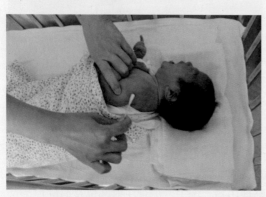

图8-23　消毒皮肤

4. 核对医嘱，在治疗室内检查注射器有效期，核对卡介苗及其溶剂，按无菌原则抽取溶剂稀释卡介苗，将卡介苗溶液充分混合，用1ml注射器抽取0.1ml药液。请二人查对，携物品到新生儿床旁。

5. 核对新生儿，向母亲解释接种卡介苗的目的和风险，签署知情同意书，填写卡介苗接种卡，与母亲核对接种卡上相关信息。

6. 为新生儿取仰卧位或右侧卧位，暴露新生儿左臂三角肌下缘皮肤，用棉签蘸75%乙醇消毒皮肤两遍，待干（图8-23）。

7. 护士左手握住新生儿左上臂，拇指和示指绷紧三角肌下缘皮肤，右手取注射器，以0°～5°角度进针（图8-24），待针斜面全部进入皮内，左手拇指固定针栓，右手推注药液0.1ml，使局部形成白色小皮丘（图8-25）。

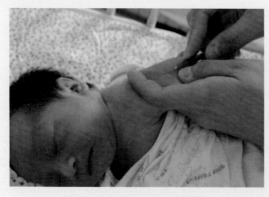

图8-24　0°～5°角度进针

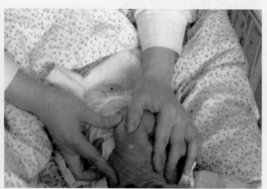

图8-25　局部小皮丘

8. 将针头放入锐器盒内，注射器放入医用垃圾桶。
9. 再次核对新生儿，为新生儿穿衣，整理用物，洗手，记录接种部位和剂量。

【评价】

1. 接种对象条件合格，接种时间适宜。
2. 接种剂量及接种部位准确。
3. 接种部位可见明显的白色小皮丘。

【健康教育】

1. 告知母亲新生儿接种卡介苗后局部出现小硬结或小脓疱为正常反应。
2. 告知母亲新生儿接种卡介苗后复查的时间和地点。

【注意事项】

1. 卡介苗是活菌疫苗，应保存在冰箱内（2～8℃），使用前核对卡介苗品名、剂量、批号和有效期，稀释后需先振荡或反复抽吸使菌苗充分混合，吸入注射器内也应随时摇匀，如发现有不可摇散的颗粒、药瓶有破漏、瓶签不清楚及菌苗过期等情况都应废弃。
2. 安瓿打开后应在 1h 内用完，不可在阳光下接种，否则影响效果。接种后注意记录卡介苗批号。
3. 体重不足 2500g，孕周不足 37 周，体温高或患全身皮肤病的新生儿暂缓接种，待累计孕周达到 37 周、体重达到 2500g、查体正常后再遵医嘱补种。

第十节　新生儿肌内注射

新生儿肌内注射是将药物注射到肌肉内，以达到快速吸收迅速起效的效果。

【目的】

1. 用于不宜采取静脉注射和口服的药物，要求迅速达到疗效时采用。
2. 用于注射刺激性较强或药量较大的药物。

【评估】

1. 新生儿病情。
2. 注射部位状况。
3. 有无药物过敏史。

【操作过程】

1. 护士准备　衣帽整齐、洗手、戴口罩。
2. 物品准备　治疗盘 1 个、75% 乙醇或复合碘消毒棉签 1 包、无菌棉球 1 包、2ml 或 5ml 注射器 1 个、注射用药 1 支、砂锯 1 个、锐器盒 1 个、污物罐 1 个。
3. 环境准备　关闭门窗，室温 24～26℃。
4. 核对医嘱，检查无菌注射器及药液的有效期、质量等，遵医嘱准确抽取药液，放于无菌治疗盘内，请二人查对，携物品到新生儿床旁。
5. 核对新生儿，向家长讲解操作目的、注意事项以取得配合，询问用药史。
6. 选择三角肌注射部位　取侧卧位，暴露上臂外侧，自肩峰下三横指（新生儿同身寸）。
7. 取复合碘消毒棉签消毒皮肤。
8. 取一个无菌棉球夹在左手示指与中指之间，排尽注射器内空气，左手绷紧注射部位皮肤，

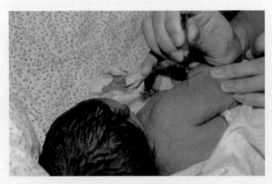

图 8-26　垂直进针

右手持注射器用手臂带动腕部力量将针头快速垂直刺入针尖 1/3 ～ 2/3（图 8-26）。

9. 右手固定注射器及针座，左手抽动活塞，如无回血，快速注入药液，密切观察新生儿反应。

10. 注射完毕，用无菌棉球按压针眼，快速拔针。

11. 将针头放入锐器盒内，注射器放入医用垃圾桶。

12. 再次核对新生儿，为新生儿穿衣。

13. 整理用物，洗手，在医嘱本上签名，签时间。

【评价】

1. 动作轻柔，操作方法规范。

2. 注射药物剂量准确。

3. 新生儿舒适，痛感较小。

【健康教育】

告知家属注射后新生儿如有异常反应，需及时报告医护人员。

【注意事项】

1. 需要两种药液同时注射，应注意配伍禁忌。

2. 新生儿不宜选用臀大肌注射，因为在未能独立走路前，臀大肌注射有损伤坐骨神经的危险，可选用臀中肌或臀小肌注射，首选三角肌内注射。

3. 注射部位应避开瘢痕、硬结、压痛、皮疹等部位。

第十一节　新生儿洗浴（盆浴）

新生儿洗浴是通过温水洗浴，达到清洁皮肤和促进血液循环的目的。

【目的】

1. 保持皮肤清洁，预防皮肤感染。

2. 促进血液循环，增加舒适感。

【评估】

1. 新生儿的日龄、一般状况。

2. 新生儿皮肤的情况、清洁程度、有无损伤。

3. 睡眠及上次哺乳时间。

【操作过程】

1. 护士准备　衣帽整齐，洗手。

2. 物品准备　大、小毛巾各 1 条，新生儿褴褓，新生儿专用皂（或新生儿沐浴液），清洁衣裤、尿布，新生儿爽身粉，5% 鞣酸软膏，抗生素眼液，棉球，棉签，水温计，温水（38 ～ 42℃），沐浴台。

3. 环境准备　调节室温到 26 ～ 28℃，关闭门窗。

4. 核对医嘱，携物品到母婴同室病房。

5. 核对新生儿，向母亲解释洗浴的目的，以取得配合。

6. 护士系上围裙，根据盆的大小接适量温水（1/3 ～ 1/2 盆），取水温计测试水温，38 ～ 40℃为宜，或以手腕内侧试温觉较暖即可。

7. 解开新生儿包被，脱衣服，打开尿布。

8. 护士左手托住新生儿头颈部，左前臂托住其背部，将新生儿下肢夹在左侧腋下，

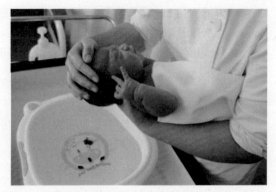

图 8-27　洗头面部

用拇指和中指捏住新生儿双耳，先洗净双眼及面部，然后再洗头，擦干头部（图 8-27）。

9. 左手握住头颈部，右手抓握新生儿足踝部，将新生儿放进盆中，左手握住新生儿左上臂，护士左手臂托住新生儿头颈部，洗净颈部、上肢和胸腹部（图 8-28）。

10. 护士右手握住新生儿左上臂，让其上身伏在护士的右前臂上，清洗背部及下肢。最后洗臀部及外生殖器。注意洗净皮肤皱褶处（图 8-29）。

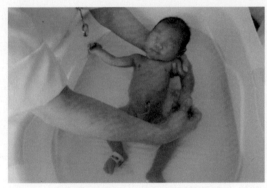

图 8-28　洗上肢及胸腹部

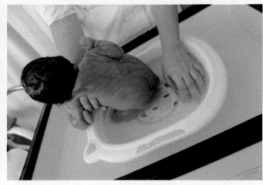

图 8-29　洗背部

11. 将新生儿抱至处置台上，用大毛巾轻轻蘸干全身水迹。

12. 遵医嘱使用抗生素眼药水点双眼。

13. 行脐部护理（图 8-30）。

14. 在颈下、腋下、腹股沟等皮肤皱褶处扑爽身粉（图 8-31）。

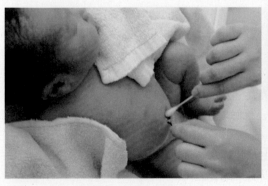

图 8-30　脐部护理

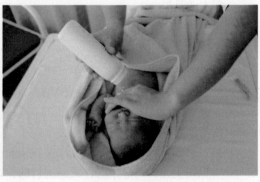

图 8-31　扑爽身粉

15. 臀部涂抹 5% 鞣酸软膏，穿上衣服，兜尿布。

16. 将新生儿放回婴儿床时，与母亲一起核对姓名、病历号、新生儿性别等内容。

17. 整理用物，洗手，记录新生儿皮肤及脐部情况。

【评价】

1. 新生儿安全、舒适。

2. 新生儿全身清洁，特别是皮肤皱褶处无污迹。

3. 脐部清洁、干燥、无感染。

【健康教育】

1. 告知家属新生儿沐浴一般在哺乳后 1h 或睡前进行。

2. 告知家属新生儿沐浴过程中注意保暖，防止受凉。

【注意事项】

1. 勿使浴水流入耳、鼻、眼、口腔，避免爽身粉进入眼、口或吸入呼吸道。

2. 集中沐浴时，认真核对新生儿，避免抱错。

3. 新生儿沐浴最好在母亲床旁进行，可减少交叉感染概率，也有利于母亲学习沐浴方法，并可避免抱错新生儿。

第十二节　新生儿抚触

新生儿抚触是通过抚触者的双手对新生儿的皮肤各部位进行有次序、有手法技巧的抚摸和按触，以达到促进新生儿生长发育的目的。

【目的】

1. 促进体重增长。

2. 促进母婴情感交流。

3. 促进新生儿神经系统的发育，增加小儿应激能力和情商。

4. 促进新生儿免疫系统的完善，提高免疫力。

5. 促进新生儿睡眠。

【评估】

1. 新生儿身体状况是否适宜抚触。

2. 新生儿日龄。

3. 喂奶时间。

【操作过程】

1. 护士准备　衣帽整齐，洗手，剪指甲。

2. 物品准备　抚触台、电视、DVD、宣教光盘、新生儿抚触油。

3. 环境准备　布置一间温馨新生儿抚触室，抚触时室温最好在 28℃以上，全裸时，应在可调温的操作台上进行，台面温度 36～37℃。播放一些柔和的轻音乐。

4. 核对医嘱，携物品到新生儿床旁或接新生儿和母亲到抚触室。

5. 辨识新生儿，向母亲解释抚触的目的，以取得配合。

6. 打开新生儿衣被，取仰卧位，适当保暖。

7. 抚触者将润肤露倒在手中，揉搓双手温暖后开始抚触。

8. 抚触头面部（图 8-32 至图 8-34）

（1）两拇指指腹从眉间向两侧推（图 8-32）。

（2）两拇指从下颌部中央向两颊以上滑行，让上下唇形成微笑状（图 8-33）。

（3）一手托头，用另一手的指腹从前额发际抚向脑后，最后示指、中指分别抚在耳后乳突部；换手，同法抚触另半侧部头（图 8-34）。

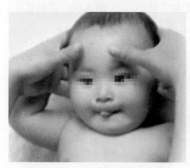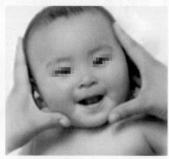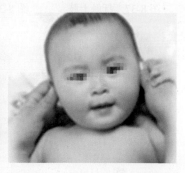

图 8-32　两拇指指腹从眉间向　　图 8-33　两拇指从下颌部中央　图 8-34　示指和中指分别抚在耳
　　　　　　两侧推　　　　　　　　　　　　　向两颊以上滑行　　　　　　　后乳突部

9. **抚触胸部**　两手分别从胸部的外下方（两侧肋下缘）向对侧上方交叉推进，至两侧肩部，在胸部划一个大的交叉，避开新生儿的乳腺（图 8-35）。

10. **抚触腹部**　示指、中指依次从新生儿的右下腹至上腹向左下腹移动，呈顺时针方向画半圆，避开新生儿的脐部和膀胱（图 8-36）。

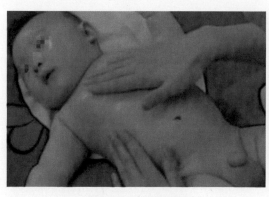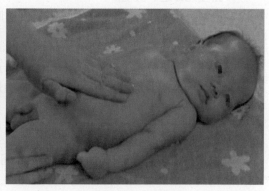

图 8-35　抚触胸部　　　　　　　　　　　　图 8-36　抚触腹部

11. **抚触四肢**

（1）两手交替抓住新生儿的一侧上肢从上臂至手腕轻轻滑行。然后在滑行的过程中从近段向远端分段挤捏。对侧做法相同（图 8-37，图 8-38）。

（2）双下肢做法同上肢（图 8-39，图 8-40）。

12. **抚触背部**　以脊椎为中分线，双手放于背部上端，与脊椎成直角，由中间向两侧同时移动双手至侧胸部，重复进行，部位逐渐下移至臀部，最后由头顶沿脊椎摸至骶部（图 8-41）。

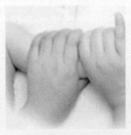
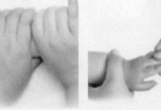
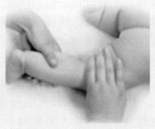
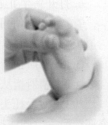

图 8-37　抚触上肢　　图 8-38　抚触手部　　图 8-39　抚触下肢　　图 8-40　抚触足部

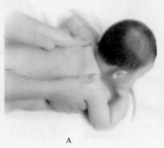
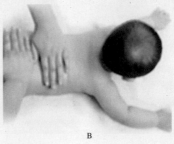

A　　　　　　　　　　B

图 8-41　抚触背部

13. 为新生儿穿衣，将新生儿放回婴儿床时，与母亲一起核对姓名、病历号、新生儿性别等内容。

14. 整理用物，洗手，记录新生儿皮肤情况及抚触时间。

【评价】

1. 新生儿舒适、安全。

2. 抚触后新生儿身体状态、精神状态及睡眠情况良好。

【健康教育】

1. 告知母亲饥饿时或进食后 1h 内不宜进行新生儿抚触。

2. 教会母亲新生儿抚触的操作过程。抚触过程中注意为新生儿保暖。

【注意事项】

1. 出生 24h 后的新生儿可开始抚触。

2. 根据小儿状态决定抚触时间，一般时间为 10 ～ 15min，新生儿抚触进行到任何阶段，如出现哭闹、肌张力提高，神经兴奋性增加、肤色出现变化等反应，应暂缓抚触，如持续 1min 以上应完全停止抚触。

3. 抚触用力要适当，使小儿皮肤微红即可。

4. 抚触者和新生儿需进行语言和情感交流。

5. 整套动作要连贯熟练。每个部位的动作重复 4 ～ 6 次。

第十三节　新生儿足跟血采集

足跟血采集是指在新生儿足跟适当部位穿刺采集一定量的末梢血，收集到特定的滤纸上，用于甲状腺功能低下和苯丙酮尿症等先天性疾病的筛查。

【目的】

对新生儿期一些危害严重、并可以有效治疗的遗传性、先天性代谢性疾病进行筛查，以便早期诊断和治疗，避免对儿童发育造成不可逆损伤而导致残疾发生。

【评估】

1. 新生儿出生日期、时间及新生儿首次吃奶时间。

2. 哺乳情况。

3. 新生儿用药情况。

【操作过程】

1. 护士准备　衣帽整齐，洗手，戴口罩和手套。

2. 物品准备　治疗盘（75% 乙醇，棉签，采血针，锐器桶、棉球、胶布）、采血卡片、新生儿疾病筛查知情同意书。

3. 环境准备　关闭门窗，室温 24 ～ 26℃。

4. 核对医嘱，携用物至母婴同室病房。

5. 核对新生儿，与母亲核对新生儿出生日期、时间及新生儿首次吃奶时间，向母亲解释足跟血采集的目的，请家属签署疾病筛查知情同意书。

6. 新生儿取平卧或头高脚低位，解开衣被，暴露足部，选择足跟内、外侧缘作为采血部位（图8-42）。

7. 护士戴手套，按摩或热敷新生儿足跟（图 8-43）。

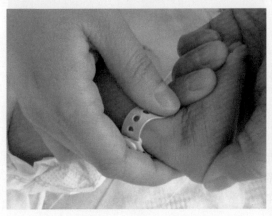 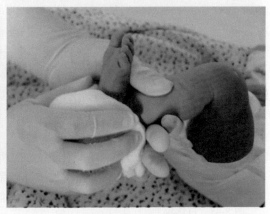

图 8-42　选择采血部位　　　　　　　　　　　　图 8-43　热敷足跟

8. 用 75% 乙醇棉签消毒采血部位两遍，直径约 5cm，待乙醇自然挥发或用无菌棉球擦掉乙醇后再开始采血（图 8-44）。

9. 左手固定足部，右手持一次性采血针垂直刺入，深度小于 3mm，因第一滴血含有体液或皮肤碎片，需用无菌干棉签拭除，从第二滴血开始收集（图 8-45）。

10. 在距针眼较大范围处挤压、放松再挤压，形成足够大的血滴时，将滤纸片接触血滴（滤纸勿触及周围皮肤），使血自然渗透至滤纸背面，共需收集 3 个血斑，每个血斑直径达到 1cm（图8-46）。

11. 采血完毕用无菌棉球轻压采血部位止血，胶布固定（图 8-47）。

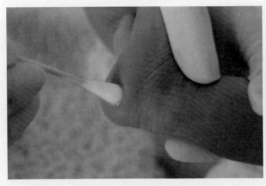
图 8-44　消毒采血部位

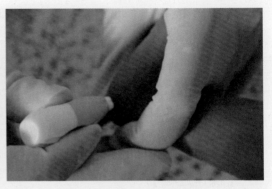
图 8-45　针刺采血

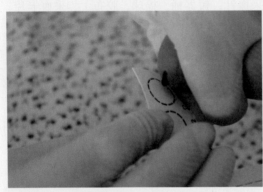
图 8-46　留取标本

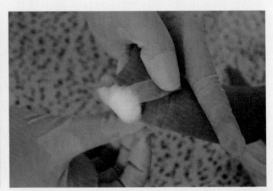
图 8-47　固定棉球

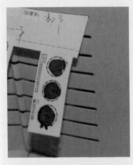
图 8-48　自然晾干

12. 整理新生儿衣被。

13. 整理用物，洗手，登记采血信息，请家属再次核对采血卡片后签字。

14. 将采血卡片放在阴凉处，待其自然晾干后送检（图 8-48）。

【评价】

1. 采血部位、时机选择正确，采血过程顺利。

2. 血斑大小符合筛查要求。

3. 采血信息填写准确。

【健康教育】

1. 告知家属注意观察足跟穿刺部位，发现异常及时报告医护人员。

2. 向母亲或家属讲解查询足跟血检查结果的时间和方法。

【注意事项】

1. 采血时间要适宜，新生儿出生后充分哺乳 72h 后进行（哺乳至少 8 次）。

2. 采血部位为足跟内、外侧缘。禁止在以下部位采血：①足跟中心部；②足弓部位；③曾经用过的针眼部位；④水肿或肿胀部位；⑤手指部位；⑥后足跟弯曲部位，以免造成邻近组织如软骨、肌腱、神经等的损伤。

3. 挤血时不允许挤压和揉搓针眼处，禁止在血片 1 个圆圈处反复多次浸血。

第十四节 新生儿听力筛查

新生儿听力筛查是指出生后 48 ～ 72h，用耳声发射检测仪对其听力进行初步检测，以筛查出可疑听损伤人群。

【目的】

筛查出可疑听损伤人群。

【评估】

1. 新生儿出生天数。
2. 新生儿的一般状态。
3. 外耳道情况。

【操作过程】

1. 护士准备 衣帽整齐，洗手。
2. 物品准备 听力测试仪、棉签、记录单、笔、听力筛查知情同意书。
3. 环境准备 关闭门窗，室温 24 ～ 26℃，病房安静。
4. 核对医嘱，携用物至母婴同室病房。
5. 核对新生儿，与母亲核对新生儿出生日期、时间，向母亲解释听力筛查的目的，请家属签署知情同意书。
6. 新生儿取仰卧位或侧卧位，保持安静状态 5 ～ 10min。
7. 检查新生儿外耳道是否通畅。
8. 将测试仪探头放入新生儿一侧外耳道中，打开听力测试仪，等待显示结果后取出探头，用 75% 乙醇消毒探头后放入另一侧外耳道中，显示结果后取出探头并消毒，关闭测试仪（图 8-49）。

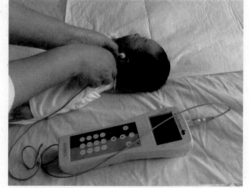

图 8-49 听力筛查

9. 安抚新生儿，将检查结果告知产妇。
10. 整理用物，洗手，记录检查结果。

【评价】

1. 操作时新生儿必须处于安静状态。
2. 评估筛查结果是否通过，未通过者，查找原因，如环境、仪器、人员操作、外耳道阻塞、新生儿配合程度等因素，必要时复查。

【健康教育】

1. 告知家长做听力筛查的必要性和局限性。
2. 向家长解释新生儿听力未通过的可能原因，消除家长的紧张情绪。
3. 告知家长复查的时间、地点。

【注意事项】

1. 测听力时房间必需保持安静。

2. 测试探头需用 75% 的乙醇消毒，以免影响检查结果和引起交叉感染。

3. 未通过初筛者，在 42d 左右接受听力复查；42d 复查仍未通过者，在 3 个月左右进行听力诊断性检查。

4. 确诊为听损伤的新生儿应及时到医院的专科进行相应的医学干预。

第九章

计划生育护理配合

第一节 人工节育技术

人工节育技术是指使用科学的手段使育龄妇女暂不受孕的技术，目前女性常用的避孕方法有工具避孕、药物避孕及其他避孕方法。本节介绍宫内节育器放置及取出技术的护理配合。

一、宫内节育器放置术

宫内节育器放置术是指在无菌条件下将适当的节育器具放入宫腔内，以达到避孕作用的技术，是一种安全、有效、简便、经济、可逆的避孕技术，为我国育龄妇女使用最多的避孕措施。

【目的】
放置宫内节育器可提高避孕效果、防止意外妊娠、保护育龄妇女的生殖健康。

【评估】
1. 血常规、血清病毒检测、阴道清洁度、宫颈防癌刮片检查等结果有无异常。
2. 有无放置节育环禁忌证。
3. 术前体温，两次超过37.5℃者暂不宜放置宫内节育器。
4. 术前血压，血压＞140/100mmHg时暂不宜放置。

【操作过程】
1. 护士准备　穿刷手衣，洗手，戴帽子、口罩。
2. 物品准备　0.5%碘伏溶液，手术包1个（孔巾1块、扩宫棒1套、弯盘1个、卵圆钳2把、长弯钳1把、宫颈钳1把、子宫探针1个、阴道窥器1个）、无菌剪刀1把，宫内节育器1个（根据医师要求提供）（图9-1），一次性手套，无菌手套，一次性尿垫。
3. 环境准备　无菌手术间，关闭门窗，调节室温，采取适当遮挡。
4. 核对医嘱，携用物至手术床旁。
5. 辨识患者，向其解释放置节育器的目的和过程，以取得其配合
6. 协助患者卧于妇科手术床，取膀胱截石位，暴露外阴及下腹部，注意保暖。
7. 协助医师消毒外阴及阴道、铺巾。

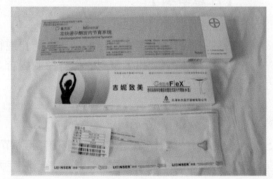

图 9-1　宫内节育器

8. 按无菌原则打开手术包，置于术者右侧（图 9-2）。

9. 倒适量碘伏于弯盘内（图 9-3）。

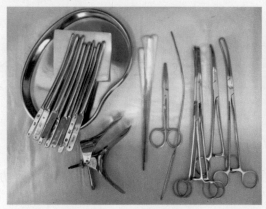

图 9-2　打开手术包

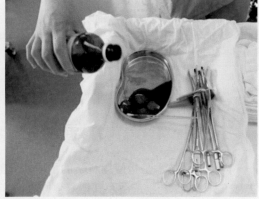

图 9-3　倒碘伏

10. 递送所需宫内节育器，请术者查对节育器名称和有效期。

11. 术中观察患者精神状况，与其交流，以减少其紧张情绪。

12. 手术结束，询问患者有无不适，搀扶其到术后观察室休息。

13. 整理用物，洗手。

【评价】

1. 节育器放置顺利。

2. 患者无不适主诉。

【健康教育】

1. 告知患者术后复查时间及节育器使用年限和随访时间。

2. 指导患者术后保持会阴部清洁，遵医嘱口服抗生素。

3. 告知患者术后少量阴道出血及下腹轻度不适为正常现象，如出血多、腹痛明显、发热、白带异常则应及时就诊。

4. 指导患者两周内禁止性生活和盆浴。1 周内避免重体力劳动。

5. 指导患者 3 个月内经期与大便时注意宫内节育器是否脱落。

【注意事项】

1. 注意保护患者隐私。

2. 对阴道出血者禁止阴道灌洗，以防止逆行感染。

3. 术中注意观察患者情况，做好急救配合。

二、宫内节育器取出术

宫内节育器取出术是指在无菌条件下将节育器从宫腔内取出的技术，主要适用于放环后出血、腹痛等不良反应或并发症严重、经治疗无效者；育龄妇女要求改变避孕措施或绝孕者；带器妊娠者；计划再生育者；原节育器到期需更换者；无需避孕者，如离婚、丧偶、绝经半年以上者。

【目的】

避免节育环对宫腔内环境的刺激。

【评估】

1. 了解宫内节育器的种类、放置时间，明确取环原因。

2. 患者术前体温，两次超过 37.5℃者暂不宜手术。

3. 患者术前血压，血压＞ 140/100mmHg 时暂不宜放置。

4. 有无生殖器官炎症。

【操作过程】

1. 护士准备　穿刷手衣，洗手，戴帽子、口罩。

2. 物品准备　0.5% 碘伏溶液、手术包 1 个（孔巾 1 块，扩宫棒 1 套，弯盘 1 个，卵圆钳 2 把，长弯钳 1 把，宫颈钳 1 把，子宫探针 1 个，阴道窥器 1 个）、取环器 / 取环钩 1 个（根据医师要求提供）、一次性手套、无菌手套、一次性尿垫。

3. 环境准备　无菌手术间，关闭门窗，调节室温，采取适当遮挡。

4. 核对医嘱，携用物至手术床旁。

5. 辨识受术者，向其解释宫内节育器取出的目的和过程，以取得其配合

6. 协助患者卧于妇科手术床，取膀胱截石位，暴露外阴及下腹部，注意保暖。

7. 协助医生消毒外阴及阴道、铺巾。

8. 按无菌原则打开手术包，置于术者右侧。

9. 倒适量碘伏于弯盘内。

10. 根据医嘱，递送取环钩或取环器（图 9-4）。

11. 术中观察患者精神状况，与其交流，以减少其紧张情绪。

12. 与患者、医师一起确认取出宫内节育器的类型及完整性（图 9-5）。

13. 手术结束，询问患者有无不适，搀扶其到术后休息室休息，交待注意事项。

14. 整理用物，洗手。

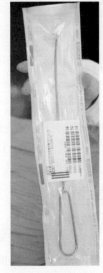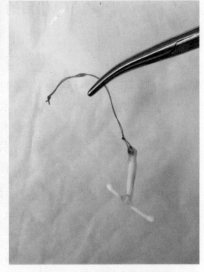

图 9-4　递送取环钩　　图 9-5　检查取出的节育环

【评价】

1. 节育器完整取出。

2. 患者无不适主诉。

【健康教育】

1. 嘱患者术后保持会阴部清洁，两周内禁止性生活和盆浴。

2. 指导患者如阴道出血达到或超出月经量或有腹痛、发热等异常情况要及时就诊。

【注意事项】

1. 注意保护患者隐私。

2. 对阴道出血者禁止阴道灌洗，以防止逆行感染。

3. 对取环困难者可在 B 超引导下进行手术。

4. 凡因各种不良反应取环者，应留取子宫内膜送病理检查。

第二节 人工终止妊娠技术

人工终止妊娠是各种避孕措施失败后的补救方法，主要包括药物流产、手术流产、药物引产及水囊引产等。本章重点介绍人工流产负压吸引术、依沙吖啶（利凡诺）引产术的护理配合。

一、人工流产负压吸引术

人工流产负压吸引术是利用负压吸引原理将妊娠物从宫腔内吸出而终止妊娠的技术，主要用于妊娠在 10 周以内要求终止妊娠而无禁忌证者，以及因某种疾病或遗传性疾病不宜继续妊娠者。

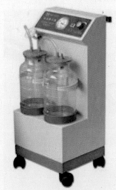

图 9-6 负压吸引器

【目的】

终止 10 周以内妊娠

【评估】

1. 停经时间。

2. 患者术前检查是否完善。

3. 患者术前体温，两次超过 37.5℃ 者暂不宜手术。

4. 患者术前血压，血压 > 140/100mmHg 时暂不宜手术。

5. 患者有无生殖器官炎症。

【操作过程】

1. 护士准备　穿刷手衣，洗手，戴帽子、口罩。

2. 物品准备　0.5% 碘伏溶液、敷料包 1 个（48 寸包布 2 个、大孔巾 1 个、腿套 2 只、手术衣 1 件、棉球、纱布和长棉签）、刮宫包 1 个（扩宫棒 1 套，弯盘 1 个，卵圆钳 2 把，长弯钳 1 把、宫颈钳 1 把、子宫探针 1 根、阴道窥器 1 个、子宫刮匙 1 个、不同号吸管各 1 个、一次性吸引管 1 根）、负压吸引器 1 台（需检查其性能）（图 9-6）、一次性手套、无菌手套、胎囊检查用品 1 套（滤网、量杯、持物钳、治疗碗各 1 个）。

3. 环境准备　无菌手术间，关闭门窗，调节室温，采取适当遮挡。

4. 核对医嘱，携用物至手术床旁。

5. 辨识患者，向其解释人工流产负压吸引术的目的和过程，以取得配合。

6. 协助患者卧于妇科手术床，取膀胱截石位，暴露外阴及下腹部，注意保暖。

7. 协助医师消毒外阴及阴道、铺巾。

8. 按无菌原则打开刮宫包（图 9-7），倒适量碘伏于弯盘内，置于术者右侧。

9. 为术者准备无菌手套，协助术者穿手术衣。连接一次性引流管并检查负压吸引器是否正常工作（图9-8）。

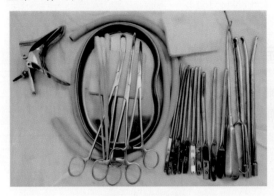

图9-7　刮宫包

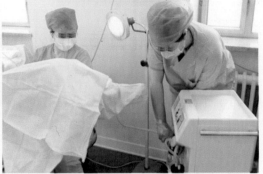

图9-8　连接引流管

10. 术中严密观察患者有无面色苍白、出冷汗、心慌、头晕等人工流产综合征表现。

11. 观察患者有无子宫损伤的表现　患者突然感到剧烈腹痛、出汗或休克；术中有固定痛点，牵引时疼痛加剧；术后剧烈腹痛，有腹膜刺激症状。

12. 待医师吸引完毕，取出引流瓶，用筛网过滤后，吸出物检查胚胎组织是否完整，与孕周是否相符，测量出血量。

13. 与医师核实孕囊大小及其完整性（图9-9）。

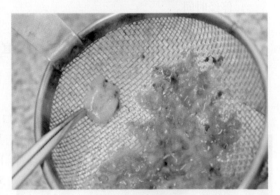

图9-9　查看孕囊

14. 手术结束，询问患者有无不适，整理衣裤，嘱患者休息。

15. 整理用物，洗手。

【评价】

1. 胚胎组织完整吸出。

2. 患者无不适主诉。

【健康教育】

1. 嘱患者术后卧床休息2h，注意出血或其他不适。

2. 指导患者术后休息两周，避免重体力劳动及剧烈运动。

3. 嘱受术者术后如有阴道出血量多、腹痛、发热等异常情况要及时就诊。

4. 告之患者术后两周遵医嘱复诊，1个月内禁止性生活、盆浴。

【注意事项】

1. 注意保护患者隐私。

2. 对阴道出血者禁止阴道灌洗，以防止逆行感染。

3. 查找胎囊应小心细致，防止冲洗时宫内组织流失。对孕周较大者，应核对胎头、躯干及肢体。

4. 如吸出物过少、肉眼未找到绒毛组织，需复查子宫情况和尿、血 HCG 测定及 B 超检查，并将吸出物送病理检查，警惕异位妊娠。孕囊及蜕膜组织如不需送病理检查，按医用垃圾处理。

第三节　依沙吖啶（利凡诺）引产术

依沙吖啶（利凡诺）引产术是指经腹壁行羊膜腔内或经阴道行羊膜腔外注射药物依沙吖啶，刺激子宫平滑肌收缩，使胎儿因药物中毒死亡而排出的技术。

【目的】

终止中期妊娠（孕 14 ～ 27 周）。

【评估】

1. 停经时间。

2. 相关检验及各项检查。

3. 患者术前体温，两次超过 37.5℃者暂不宜手术。

4. 患者有无生殖道炎症。

【操作过程】

1. 护士准备　穿刷手衣，洗手，戴帽子、口罩。

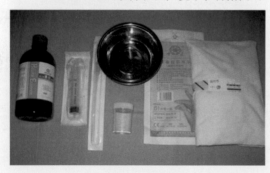

图 9-10　用物准备

2. 物品准备　阴道窥器 1 个、弯止血钳 1 个、7 号或 9 号腰穿针 1 个、治疗碗 1 个、50ml 及 5ml 注射器各 1 个、孔巾 1 个、纱布、0.5% 碘伏溶液、0.2% 依沙吖啶（利凡诺）液 25 ～ 50ml、无菌手套（图 9-10）。

3. 环境准备　无菌手术间，关闭门窗，调节室温，采取适当遮挡。

4. 核对医嘱，携用物至手术床旁。

5. 辨识患者，向其解释依沙吖啶（利凡诺）引产术的目的和过程，以取得配合。

6. 协助患者卧于妇科手术床，取膀胱截石位，暴露外阴及下腹部，注意保暖。

7. 协助医师消毒外阴及阴道、铺巾（图 9-11）。

8. 在手术过程中为医师提供所需器械及用物。

9. 羊膜腔内注入法　腰椎穿刺针进入羊膜腔内后，拔出针芯，见羊水溢出，协助医生连接注射器抽取少量羊水，注入 0.2% 依沙吖啶（利凡诺）液 25 ～ 50ml（图 9-12）。拔除穿刺针后，用无菌纱布按压穿刺点数分钟，胶布固定。

10. 羊膜腔外宫腔内注入法　宫颈钳夹住宫颈前唇，将无菌导尿管送入子宫壁与胎囊间，协助将 0.2% 依沙吖啶（利凡诺）液 25 ～ 50ml 由导尿管注入宫腔。将外露的导尿管折叠后放入阴道穹窿部，填塞纱布。

11. 操作过程中注意观察患者病情变化，必要时给予心理安慰，以缓解患者紧张情绪。

12. 操作结束后，询问患者有无不适，整理衣裤，嘱患者休息。

13. 整理用物，洗手。

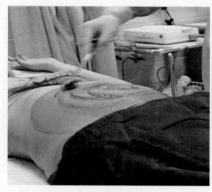
图 9-11 消毒

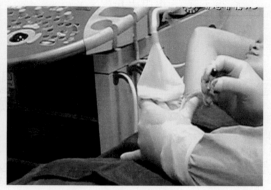
图 9-12 穿刺

【评价】

患者无不适主诉。

【健康教育】

1. 嘱患者术后尽量卧床休息，注意观察阴道出血及宫缩情况。
2. 嘱患者产后保持外阴清洁，预防感染。
3. 指导患者术后 6 周内禁止性生活、盆浴，提供避孕指导。
4. 告知患者若出现发热、腹痛及阴道出血量多等异常情况及时就诊。

【注意事项】

1. 术前 3d 禁止性生活，每日行阴道冲洗 1 次。
2. 注射利凡诺时严格无菌操作，防止感染。
3. 操作中严密观察患者生命体征的变化，并识别有无呼吸困难、发绀等羊水栓塞症状。
4. 产后仔细检查胎盘胎膜是否完整，有无软产道裂伤，发现后及时缝合。

强化自测题

妇产科护理学技能实训强化自测题（一）

一、填空题

1. 阴道灌洗时，冲洗筒距床面的高度为 ＿＿＿＿＿。

2. 使用高锰酸钾溶液坐浴时，溶液的量为 ＿＿＿＿＿。

3. 患者进行盆底功能锻炼时，护士应指导患者吸气时尽量收缩肛门，持续 ＿＿＿＿＿。

4. 宫颈活组织检查后禁止性生活和盆浴的时间为 ＿＿＿＿＿。

5. 禁止坐浴的情况有 ＿＿＿＿＿、＿＿＿＿＿、＿＿＿＿＿、＿＿＿＿＿。

6. 输卵管通畅检查的手术时间应选择在 ＿＿＿＿＿。

7. 骨盆外测量的径线包括 ＿＿＿＿＿、＿＿＿＿＿、＿＿＿＿＿、＿＿＿＿＿。

8. 产前运动包括 ＿＿＿＿＿、＿＿＿＿＿、＿＿＿＿＿、＿＿＿＿＿、＿＿＿＿＿、＿＿＿＿＿、＿＿＿＿＿。

9. 进行残余尿量测量时，若残余尿量接近 ＿＿＿＿＿ 时，应夹毕尿管，不再放尿，以免因腹腔压力突然降低、血压下降而引起虚脱，同时因膀胱突然减压也会引发血尿。

10. 新生儿抚触的顺序为 ＿＿＿＿＿、＿＿＿＿＿、＿＿＿＿＿、＿＿＿＿＿、＿＿＿＿＿。

二、判断题

1. 阴道灌洗的目的在于促进血液循环，减少阴道分泌物，达到治疗炎症的目的。（　　　）

2. 外阴水肿行湿热敷治疗，湿敷面积应比病损范围小。（　　　）

3. 产后运动锻炼以不痛不累为原则，运动后心率不宜大于 100 次 /min。（　　　）

4. 新生儿复苏过程中，每 10s 评估一次，以便快速决策，采取进一步措施。（　　　）

5. 胎心率的正常波动范围为 120 ～ 160 次 /min。（　　　）

6. 胎动计数≥ 6 次 /2h 为正常，＜ 6 次 /2h 或减少 50% 者提示宫内缺氧。（　　　）

7. 尿量接近 1000ml 时应夹毕尿管，以免因腹腔压力突然降低引发血尿。（　　　）

8. 温水灌肠时，灌肠筒（灌肠袋）挂于输液架上，液面距肛门距离 70 ～ 80cm。（　　　）

9. 实施人工流产负压吸引术是在妊娠 10 周内。（　　　）

10. 坚持按时喂哺可预防产后乳房胀痛。（　　　）

三、选择题

A₁ 型题

1. 护士在对患者进行会阴擦洗时，应指导患者取（　　　）

A. 半卧位　　　　　B. 膀胱截石位　　　　　C. 仰卧位，双腿屈曲分开

D. 左侧卧位　　　　E. 坐位

2. 阴道灌洗时冲洗筒距床面的高度不得超过（　　　）

A.50cm　　　　　B.60cm　　　　　C.70cm　　　　　D.80cm　　　　　E.100cm

3. 坐浴技术适用于（　　　）

A. 经期妇女　　　　B. 外阴炎患者　　　　C. 阴道出血者

D. 孕妇　　　　　　E. 产后 7d 内的产妇

4. 宫颈活组织检查的标本应放在盛有（　　　）溶液的标本瓶中固定。

A.0.9% 氯化钠　　B.10% 甲醛　　C.10% 氢氧化钠

D.75% 乙醇　　　E.50% 乙醇

5. 实施诊断性刮宫术时，护士应指导患者取（　　　）

A. 半卧位　　　　　B. 右侧卧位　　　　C. 左侧卧位

D. 平卧位　　　　　E. 膀胱截石位

6. 输卵管通畅检查时，通液过程中压力不超过（　　　）

A.60mmHg　　　B.100mmHg　　　　C.140mmHg

D.160mmHg　　　E.180mmHg

7. 骨盆外测量中最重要的径线是（　　　）

A. 髂棘间径　　　B. 髂嵴间径　　　　C. 骶耻外径

D. 坐骨结节间径　E. 耻骨弓角度

8. 接产时，助产士右手应（　　　）

A. 协助胎头俯屈　　B. 协助胎头仰伸　　　C. 协助胎肩娩出

D. 协助胎头复位和外旋转　　　E. 保护会阴体

9. 会阴伤口拆线时，消毒直径应大于（　　　）

A.5cm　　　B.10cm　　　C.15cm　　　D.20cm　　　E.30cm

10. 护士应告知人工流产术后的患者禁止性生活和盆浴的时间为（　　　）

A.1 周　　　B.2 周　　　C.1 个月　　　D.2 个月　　　E.3 个月

A₂ 型题

1. 李女士，35 岁，已婚。经检查诊断为"滴虫阴道炎"，医嘱用 1% 乳酸行阴道灌洗。患者询问阴道灌洗的目的，护士的解释正确的是（　　　）

A. 促进伤口愈合　　　　　　　B. 预防泌尿系感染

C. 促进阴道血液循环，减少阴道分泌物，治疗炎症

D. 妇科术前准备　　　　　　　E. 避免逆行感染

2. 刘女士，29 岁，已婚。外阴疼痛 5d，妇科检查见双侧大小阴唇及外阴皮肤充血肿胀，阴道分泌物无异常。经检查诊断为"非特异性外阴炎"，医嘱用高锰酸钾溶液坐浴。高锰酸钾溶液的浓度为（　　　）

A.1：20　　B.1：100　　C.1：500　　D.1：1000　　E.1：5000

3. 刘女士，30 岁，已婚 3 年，同居，性生活正常。经检查输卵管通畅。医嘱：基础体温测定 3 个月。关于基础体温的测量，下列说法错误的是（　　　）

A. 可反映黄体功能

B. 判断有无排卵

C. 每晚将体温计放置在患者床旁伸手可及的地方

D. 患者每日早晨醒后不做任何运动，即刻测量

E. 嘱患者连续测量两个周期即可

4. 李女士，35 岁，已婚。因"不规则阴道出血 20d"就诊，初步诊断为"功能失调性子宫出血"，行诊断性刮宫术。护士对患者进行健康教育，错误的是（　　　）

A. 告知患者卧床休息 1～2h，无不适方可离院

B. 告知患者术后 1～2 周内，阴道可有少量血性分泌物，一般不需处理

C. 指导患者术后禁盆浴和性生活 1 个月

D. 指导患者按医嘱按时按量准确服药

E. 嘱患者尽量取平卧位休息

5. 王女士，初孕妇，妊娠 36 周。四步触诊结果：于子宫底部触到圆而硬的胎头，在耻骨联合上方触到软而宽、形状不规则的胎臀，胎背位于母体腹部右前方，胎心音于脐上右侧听到。该孕妇胎方位为（　　）

A. 骶左前位   B. 骶右前位   C. 骶左后位

D. 骶右后位   E. 骶左横位

6. 孙女士，29 岁，初孕妇。妊娠 40 周，入院待产，护士为其进行骨盆外测量，测量数值异常的是（　　）

A. 髂棘间径 24cm   B. 髂嵴间径 26cm

C. 骶耻外径 17cm   D. 坐骨结节间径 9cm   E. 耻骨弓角度 90°

7. 李女士，26 岁，初孕妇。妊娠 28 周，产科门诊就诊，常规用多普勒听诊胎心。孕妇咨询胎心率的正常值，护士叙述正确的是（　　）

A.60～80/min   B.60～100/min   C.110～120/min

D.120～160/min   E.160～180/min

8. 肖女士，28 岁，经产妇。妊娠 41 周，规律宫缩 3h，经检查胎膜已破，宫口开 2cm，胎先露高浮，胎心率 140 次/min。此时护士应指导其采取（　　）

A. 坐位   B. 蹲位   C. 左侧卧位，抬高臀部

D. 前倾位   E. 膝胸卧位

9. 某足月新生儿，现出生后第 4d，母乳喂养。护士对其进行足跟采血，下列操作错误的是（　　）

A. 新生儿取平卧位   B. 采血前按摩或热敷足跟部

C. 用 75% 乙醇棉签消毒采血部位 3 遍   D. 应从第二滴血开始收集

E. 共收集 3 个血斑

10. 龚女士，已婚，30 岁，行宫内节育器放置术。护士对其进行健康教育，下列错误的是（　　）

A. 告知患者复查时间   B. 告知患者宫内节育器的使用年限

C. 保持外阴清洁，每日冲洗阴道 2 次   D. 告知患者可有少量阴道出血及下腹轻度不适

E. 指导患者两周内禁止性生活和盆浴

A₃ 型题

（1、2 题共用题干）

蔡女士，32 岁，已婚。现停经 40d，有轻微早孕反应，1 年前曾做双侧输卵管结扎术。近 3d 有反复阴道出血，量较少，今晨大便时突然下腹部剧烈疼痛，急来我院就诊。查体：面色苍白，脉细速，血压 70/50mmHg，下腹部压痛，移动性浊音阳性。妇科检查：阴道后穹窿饱满、触痛，宫颈举痛，子宫稍大，一侧附件可触及边界不清、压痛明显的包块。

1. 首先考虑为（　　）

A. 异位妊娠   B. 流产   C. 阑尾穿孔

D. 黄体破裂   E. 急性腹膜炎

2. 为进一步确诊，护士应首先做好（　　）的护理配合

A. 宫颈活组织检查　　　　　B. 输卵管通畅检查　　　　C. 经阴道后穹隆穿刺术

D. 阴道镜检查　　　　　　　E. 诊断性刮宫术

（3、4题共用题干）

荆女士，28岁，已婚。患"慢性输卵管炎"3年，经检查诊断为不孕症。拟行输卵管通畅检查。

3. 护士应指导患者手术日期选择在（　　）

A. 月经来潮前3～7d　　　　B. 月经来潮前14d　　　　C. 月经来潮时

D. 月经干净后3～7d　　　　E. 月经干净后14d

4. 护士在操作过程中的护理配合，错误的是（　　）

A. 协助患者取膀胱截石位

B. 为医师提供所需器械和用物

C. 将宫颈导管与压力表、注射器用Y形管连接，压力表低于注射器水平

D. 注意观察患者病情变化

E. 必要时给予心理护理

（5～7题共用题干）

龚女士，27岁，初孕妇。妊娠40周，准备行宫缩应激试验，护士协助孕妇取半坐卧位，并按要求对其进行胎儿电子监护技术。

5. 护士向孕妇解释取半坐卧位的目的是（　　）

A. 避免子宫压迫膀胱而引起尿频

B. 避免子宫压迫下腔静脉而引起仰卧位低血压综合征

C. 避免产妇劳累

D. 避免影响宫缩

E. 避免影响胎心率的测量

6. 每次监护的时间一般为（　　）

A.5min　　　　　B.10min　　　　C.15min　　　　D.20min　　　　E.60min

7. 下列操作过程错误的是（　　）

A. 监护前应先检查仪器状态

B. 根据四步触诊法确定胎心探头的位置

C. 胎动记录键放在护士手中

D. 宫腔压力探头放在宫底下2横指处

E. 固定胎心和宫缩探头的带子以容纳1指为宜

（8～10题共用题干）

刘女士，30岁，初产妇。5d前分娩时因"胎儿宫内窘迫"行会阴切开缝合术。今日查房发现会阴切口有硬结，医嘱行外阴湿热敷。

8. 外阴湿热敷时使用的溶液是（　　）

A. 生理盐水　　　　B. 硫酸钠　　　　C. 硫酸镁　　　　D. 碳酸氢钠　　　　E. 乳酸

9. 以上溶液的浓度为（　　）

A.4%　　　　　B.25%　　　　C.30%　　　　D.50%　　　　E.75%

10. 湿热敷的面积为病损面积的（　　）

A.1倍　　　　　B.1.5倍　　　　C.2倍　　　　D.2.5倍　　　　E.3倍

B₁型题

（1～3题共用备选答案）

A.半卧位　　　B.膀胱截石位　　　C.仰卧位　　　D.侧卧位　　　E.坐位

1.阴道灌洗时患者应采取的体位为（　　）

2.留置腹腔引流管患者的体位为（　　）

3.新生儿复苏时，其体位为（　　）

（4～7题共用备选答案）

A.43～48℃　　　B.38～40℃　　　C.41～43℃

D.40～50℃　　　E.25～37℃

4.阴道灌洗时，冲洗液的温度为（　　）

5.新鲜母乳保存的条件是（　　）

6.新生儿沐浴时的水温以（　　）为宜。

7.人工喂养时，调配奶粉的水温为（　　）

（8～10题共用备选答案）

A.40～60cm　　　B.60～70cm　　　C.30～50cm

D.18～20cm　　　E.30～60cm

8.阴道灌洗时，冲洗筒距床面的高度为（　　）

9.妇科术前肠道准备时，灌肠筒内的液面距肛门的距离为（　　）

10.产后会阴热疗时，护士应调节红外线仪的烤灯灯距，一般为（　　）

B₂型题

（1～6题共用备选答案）

A.24h　　　B.30～60min　　　C.10～15min

D.15～20min　　　E.10～30min　　　F.4h　　　G.12h

H.20min　　　I.2h　　　J.40～60min

1.阴道、宫颈局部上药后，护士应嘱患者放入药物后卧床休息（　　）

2.外阴湿热敷的时间大约为（　　）

3.新鲜母乳保存的条件及时间是（　　）

4.护士遵医嘱进行臀红护理时，照射时间约（　　）

5.新生儿出生后（　　）内接种乙型肝炎疫苗。

6.新生儿抚触的时间一般为（　　）

（7～10题共用备选答案）

A.3mm　　　B.5mm　　　C.1cm　　　D.2cm　　　E.3cm

F.2mm　　　G.4cm　　　H.1mm　　　I.4mm

7.护士在更换留置腹腔引流管患者的引流袋时，应用止血钳夹住引流管尾端上（　　）处

8.乳旁加奶时，护士将导管用胶带固定在乳晕外侧时，应使导管尖端超过乳头前端（　　）左右

9.护士在进行新生儿足跟采血时，右手持一次性采血针垂直进针，深度应小于（　　）

10.新生儿足跟血采集时的血斑直径应达到（　　）

X型题

1.阴道、宫颈局部上药技术适用于（　　）

A.阴道炎的治疗　　　　　　B.子宫颈炎的治疗

C. 术后阴道残端炎的治疗　　　　　D. 经腹全子宫切除术前做标记

E. 阴道不规则出血的治疗

2. 关于引流管护理技术，下列说法正确的有（　　　）

A. 消毒引流管时，应由管口旋转消毒至引流管连接端 2cm 处，共 2 次

B. 嘱患者活动时，引流管的位置应低于引流部位

C. 应保持引流袋位置高于引流部位，引流袋每日更换 2 次

D. 保持引流管通畅，定时挤压，避免打结、扭曲

E. 引流管应妥善固定、防止滑脱

3. 关于生殖道细胞学检查的注意事项，错误的有（　　　）

A. 为操作方便，阴道窥器可蘸润滑油

B. 无论白带多少，常规采取标本

C. 操作过程中，动作应轻、稳、准

D. 玻片之间可相互接触，以方便患者送检

E. 标本固定时间应超过 30min

4. 分娩时阴道检查的内容包括（　　　）

A. 宫口位置　　　　　　　　　B. 胎方位　　　　　　　　C. 胎先露下降程度

D. 宫颈扩张程度　　　　　　　E. 宫颈软硬度

5. 护士对其宣教抱奶体位的要点，正确的是（　　　）

A. 新生儿的头及身体应呈一直线　　　B. 新生儿的脸应对着母亲乳房

C. 新生儿的鼻子应对着母亲乳头　　　D. 母亲抱着新生儿贴近自己

E. 母亲要托着新生儿的头颈部、肩部和臀部

妇产科护理学技能实训强化自测题（二）

一、填空题

1. 阴道灌洗时，灌洗筒距床面的距离不得超过 _____。

2. 留置阴道引流管患者体位为 _____，留置腹腔引流管者应取引流侧卧位。

3. 宫颈活组织检查时，应在宫颈外口 _____ 处，或肉眼糜烂较深处取材。

4. 出生缺陷儿产前诊断应在妊娠 _____ 周行羊膜腔穿刺。

5. 出口横径小于 8cm 时，应加测出口后矢状径。出口横径与出口后矢状径之和大于 _____ 者，一般足月胎儿可以娩出。

6. 铺产台时，不宜太早，超过 _____ 应重新更换，以免暴露时间过长造成污染。

7. 早接触是指新生儿娩出后 _____ 内尽早与母亲进行皮肤接触。

8. 新鲜母乳在 2～4℃冷藏时，可保存 _____ d。

9. 足月新生儿出生 24h 内应接种 _____ 疫苗。

10. 盆底功能锻炼时，告知患者练习时应尽可能收缩 _____，避免 _____、_____ 及全身肌肉收缩。

二、判断题

1. 孕妇及产褥期妇女禁止坐浴。（　　　）

2. 妇科手术前灌肠时，灌肠液应该尽快注入，以刺激肠黏膜，引起排便反射。（　　　）

3. 温水灌肠时，灌肠筒（灌肠袋）挂于输液架上，液面距肛门距离 70～80cm。（　　　）

4. 实施人工流产负压吸引术是在妊娠 10 周内。（　　　）

5. 诊断性刮宫术后，患者应尽早半卧位或下地活动，以利于排出宫腔积血。（　　　）

6. 会阴伤口拆线时消毒会阴顺序为切口→切口上→切口下，最后消毒肛门。（　　　）

7. 进行残余尿量测量时，若残余尿＞100ml 为合格，可以拔出尿管。（　　　）

8. 阴道炎患者给予阴道局部上药治疗，为保证治疗效果需在经期继续阴道给药。（　　　）

9. 新生儿复苏过程中，应每 30s 评估一次。（　　　）

10. 新生儿人工喂养时，量勺用后应放在奶粉罐内，以防污染。（　　　）

三、选择题

A₁ 型题

1. 宫颈刮片或阴道分泌物涂片细胞学检查时，可用的润滑剂是（　　　）

A. 液状石蜡　　　　B. 乙醇　　　　C. 生理盐水　　　　D. 新洁而灭溶液　　　　E. 肥皂水

2. 新生儿足跟血在出生后几天采集（　　　）

A. 1d　　　　B. 2d　　　　C. 3d　　　　D. 4d　　　　E. 5d

3. 新生儿出生 24h 后应接种以下哪种疫苗（　　　）

A. 百白破疫苗　　　　B. 流感疫苗　　　　C. 卡介苗　　　　D. 脊灰疫苗　　　　E. 麻风疫苗

4. 新生儿沐浴室温及水温是（　　　）

A. 23 ～ 26℃　39 ～ 42℃　　　　　　B. 25 ～ 27℃　35 ～ 38℃

C. 22 ～ 25℃　36 ～ 39℃　　　　　　D. 26 ～ 28℃　38 ～ 40℃

E. 26 ～ 28℃　39 ～ 41℃

5. 新生儿抚触顺序（　　　）

A. 胸部→腹部→四肢→背部→臀部→头面部

B. 头面部→胸部→腹部→四肢→背部→臀部

C. 腹部→四肢→背部→臀部→头面部→胸部

D. 四肢→背部→臀部→头面部→胸部→腹部

E. 背部→臀部→胸部→腹部→四肢→头面部

6. 四步触诊法的哪一步触诊能间接推算妊娠月份（　　　）

A. 第一步　　　　　　B. 第二步　　　　　　C. 第三步

D. 第四步　　　　　　E. 以上均不能

7. 阴道和宫颈上药法，下列哪项错误（　　　）

A. 局部涂擦法　　　　B. 喷撒法　　　　　　C. 药片纳入法

D. 宫颈棉球上药法　　E. 坐浴法

8. 关于乳房护理，下列哪项错误（　　　）

A. 乳头皲裂，哺乳后挤出少许乳汁涂在乳头及乳晕处，可促进愈合。

B. 患乳腺炎时，应停止哺乳。

C. 勿用肥皂水、乙醇等刺激性物品清洗乳头

D. 哺乳时应吸完一侧乳房，再吸另一侧乳房

E. 乳房肿胀可局部湿热敷

9. 有关预防新生儿红臀的措施，错误的是（　　　）

A. 勤换尿布　　　　B. 大便后用温水洗净臀部　　　　C. 包裹不可过松、过紧

D. 垫塑料布防止床单潮湿　　E. 尿布清洁、柔软

10. 关于纯母乳喂养的概念，错误的是（　　　）

A. 除母乳外不添加任何食物　　　　　B. 母乳不必定时

C. 产妇哺乳时取侧卧位或坐位　　　　D. 哺乳后将新生儿横抱，轻拍背部

E. 不要使用奶头安慰物

A₂ 型题

1. 患者，女性，29 岁。外阴红肿，有瘙痒及灼热感，诊断为外阴炎。遵医嘱坐浴，以下说法错误的是（　　　）

A. 淡肥皂液为常用坐浴液　　　　　　B. 坐浴前先冲洗干净外阴及肛周皮肤

C. 坐浴时需将臀部及全部外阴浸入药液　　D. 水温适中，不宜过烫

E. 经期、孕妇及产后 7d 内禁止坐浴

2. 患者，女性，25 岁。未避孕，婚后两年未孕。护士指导其测基础体温，告知以下哪种因素不会影响测定准确性（　　　）

A. 感冒　　　　　B. 饮酒　　　　　C. 气温　　　　　D. 迟睡　　　　　E. 失眠

3. 患者，女性，30 岁。月经周期规律，未避孕，婚后 3 年未孕。经检查排卵正常，男方精液常规检查正常。该患者进一步行输卵管通畅检查，手术日期应选择在（　　　）

A. 月经来潮前 3 ～ 7d　　　　　　B. 排卵前后　　　　C. 月经干净后 3 ～ 7d

D. 避开经期即可　　　　　　　　E. 月经来潮后 6h 内

4. 患者，女性，53 岁。外阴瘙痒 5 年，双侧大、小阴唇及其外阴皮肤充血肿胀，局部呈点片状湿疹样改变，阴道分泌物无异常。医嘱高锰酸钾液坐浴，其浓度应是（　　　）

A. 1 : 20　　　　B. 1 : 100　　　　C. 1 : 500　　　　D. 1 : 1000　　　　E. 1 : 5000

5. 初孕妇，29 岁，妊娠 28 周，胎位枕左前。护士在孕妇腹何处听胎心音最清楚（　　　）

A. 脐上偏左　　　　　　B. 脐上偏右　　　　C. 脐下正中线处

D. 脐下偏左　　　　　　E. 脐下偏右

6. 初孕妇，25 岁，足月入院待产。护士进行待产体位指导。待产体位不包括以下哪项（　　　）

A. 俯卧位　　　　B. 蹲位　　　　C. 坐位　　　　D. 侧卧位　　　　E. 自由体位

7. 初孕妇，27 岁，足月顺产。护士进行母乳喂养指导。关于母乳喂养，以下说法错误的是（　　　）

A. 母亲可依自己喜好选择抱奶方式

B. 母亲若想在睡眠中哺乳，应取卧位哺乳姿势

C. 母乳喂养过程中，应与新生儿面对面

D. 哺乳时应能听到新生儿吞咽声

E. 喂奶时不要用手按压新生儿头部

8. 新生儿，女，2 周。臀部皮肤潮红，伴有皮疹，少量破溃。护士进行健康教育时，应告知关于臀红护理，以下哪项是错误的（　　　）

A. 保持臀部清洁干燥

B. 选择纯棉质布料的尿布

C. 每日用肥皂水清洁干净臀部，并用浴巾蘸干

D. 避免毛巾擦揉

E. 红外灯照射，每日 2 ～ 3 次

9. 患者，女性，35 岁，已婚，G2P2，行宫内节育器放置术。健康教育时，以下说法正确的是（　　　）

A. 禁止盆浴性生活 3d　　　　　　B. 禁止盆浴性生活 1 周

C. 禁止盆浴性生活 2 周　　　　　　D. 禁止盆浴性生活 1 个月

E. 禁止盆浴性生活 2 个月

10. 患者，女性，28 岁，意外妊娠，行人工流产术。术后护理措施错误的是（　　）

A. 术后在观察室休息半小时，无异常方可离去

B. 术后遵医嘱口服抗生素

C. 禁止盆浴、性生活 1 个月

D. 术后如有阴道出血多、腹痛、发热等要及时就诊

E. 常规 1 个月后随诊

A₃ 型题

（1～4 题共用题干）

患者，女，32 岁，以外阴瘙痒就诊。妇科检查：外阴充血水肿，白带较多，呈灰黄色稀薄泡沫状，黏膜充血，宫颈充血。白带常规检查示滴虫阳性。诊断为滴虫阴道炎，给予甲硝唑口服及甲硝唑泡腾片阴道上药治疗，上药前行阴道灌洗，共 7d。

1. 以下不影响白带常规检查结果的是（　　）

A. 刮片前 24h 内性生活　　　　B. 刮片前 24h 内阴道上药

C. 刮片前 24h 内阴道灌洗　　　D. 生理盐水湿润窥器作润滑剂

E. 标本固定时间 2h

2. 阴道灌洗时，一次所需灌洗液量为（　　）

A. 300～500ml　　　　B. 500～1000ml　　　　C. 1000～1300ml

D. 1300～1800ml　　　E. 无固定量，冲洗干净即可

3. 关于阴道灌洗，以下说法错误的是（　　）

A. 操作前需遮挡患者，以保护患者隐私

B. 冲洗桶应距床高 60～70cm

C. 特殊情况下，冲洗桶距床可高于 70cm

D. 先冲洗外阴，然后冲洗头送入阴道深部由内向外冲洗

E. 冲洗时，冲洗头围绕宫颈上下左右移动，避免直冲宫颈口

4. 关于阴道上药，以下说法错误的是（　　）

A. 上药前先行阴道灌洗　　　B. 未婚女性上药时不用窥器

C. 用药期间应禁止性生活　　D. 患者可自行放置栓剂

E. 最好白天给药，给药后卧床休息 30～60min

（5～7 题共用题干）

初产妇，28 岁，足月顺产一男婴，拟采取母乳喂养方式。接受母乳喂养知识宣教。

5. 护士讲解早接触早吸吮的作用不包括（　　）

A. 增加母子感情　　　B. 利于新生儿保暖　　　C. 促进乳汁分泌

D. 减少产后出血　　　E. 利于于脐带早脱落

6. 以下对产妇建立射乳反射的无效的护理措施是（　　）

A. 多喝热饮如牛奶、糖类　　B. 热敷乳房　　　　　　C. 按摩乳房

D. 按摩后背　　　　　　　　E. 多用热水泡脚

7. 产后 1 周，该产妇乳房局部红肿胀痛，确诊为乳腺炎。暂时采取人工喂养方式。以下关于人工喂养的说法错误的是（　　）

A. 配奶适宜水温为 40～50℃

B. 喂奶前可将乳汁滴于手腕处，以不烫手为宜

C. 奶粉过浓会致消化不良，过稀则致营养不良

D. 量勺用后放在奶粉罐里，以免污染

E. 配方奶粉注明开盖时间，有效期 14d

（8～10 题共用题干）

女，28 岁，G2P1，避孕失败，意外妊娠 9 周，拟人工终止妊娠。

8. 以下最适合该孕妇的终止妊娠方法是（　　）

A. 药物流产　　　　　　B. 人工流产　　　　　　C. 放置宫内节育器

D. 药物引产　　　　　　E. 水囊引产

9. 人流手术后的注意事项，错误的是（　　）

A. 术后在观察室休息 4h，无异常方可离去

B. 术后遵医嘱口服抗生素

C. 禁止盆浴、性生活 1 个月

D. 术后如有阴道出血多、腹痛、发热等要及时就诊

E. 常规 1 个月后随诊

10. 人工负压吸引术，如吸出物过少、肉眼未找到绒毛组织，以下处理错误的是（　　）

A. 复查子宫情况　　　B. 复查尿、血 HCG　　　C. B 超检查

D. 吸出物送检　　　　E. 阴道后穹窿穿刺

B₁ 型题

A. 禁盆浴、性生活 6 周　　B. 禁盆浴、性生活 2 周

C. 禁盆浴、性生活 4 周　　D. 禁盆浴、性生活 24h

E. 禁盆浴、性生活 1 周

1. 利凡诺引产术后（　　）

2. 生殖道细胞学检前（　　）

3. 输卵管通畅检查后（　　）

4. 诊断性刮宫后（　　）

A. 8.5～9.5 cm　　　　B. 18～20cm　　　　C. 23～26cm

D. 25～28cm　　　　　E. 8～9cm

5. 髂棘间径正常值（　　）

6. 骶耻外径正常值（　　）

7. 出口横径正常值（　　）

8. 髂嵴间径正常值（　　）

A. 10mim　　　　　　B. 10～15mim　　　　C. 20mim　　　　　　D. 30mim

9. 新生儿抚触时间（　　）

10. 新生儿母婴皮肤接触时间（　　）

B₂ 型题

（1～4 题共用备选答案）

A. 妊娠 49d 以前　　　B. 妊娠 10 周内　　　C. 妊娠 10～14 周

D. 妊娠 14～27 周　　　E. 妊娠 28 周后

1. 口服药物流产适用于（　　）

2. 吸宫术流产适用于（　　）

3. 利凡诺引产术适用于（　　）

4. 钳刮术流产适用于（　　　　）

（5～10 题共用备选答案）

A.24h　　　　　　　B.30min　　　　　　　C.10～15min　　　　D.15～20min

E. 20～30min　　　　F.4h　　　　　　　　G.2h　　　　　　　　H. 40～60min

5. 母婴皮肤接触持续不少于（　　　　）

6. 每次挤奶时间大约为（　　　）

7. 会阴湿热敷时间是（　　　）

8. 母乳在 25～37℃的条件下保存（　　　　）

9. 新生儿出生（　　　）后接种卡介苗

10. 新生儿抚触的时间一般为（　　　）

X 型题

1. 坐浴的禁忌证包括（　　　）

A. 哺乳期妇女　　　B. 排卵期妇女　　　　　C. 月经期妇女

D. 孕妇　　　　　　E. 产后 7d 内

2. 阴道镜检查前 24h 内，影响检查结果的有（　　　　）

A. 阴道冲洗　　　　B. 性生活　　　　　　　C. 妇科检查

D. 口服维生素 B　　E. 使用阴道润滑剂

3. 下列情况孕妇必须卧床待产的是（　　　）

A. 胎膜已破，胎头高浮　　　　　　　B. 并发重度妊娠高血压综合征

C. 有异常出血　　　　　　　　　　　D. 妊娠合并心脏病　　　E. 臀位已出现产兆

4. 乳旁加奶的作用包括（　　　）

A. 提供足够营养　　B. 促进产妇泌乳　　　C. 避免新生儿发生乳头错觉

D. 促进亲子感情培养　　　　　　　　E. 减少小儿腹泻发生率

5. 初产妇，足月临产入院。检查：宫口已开大 6cm，枕左前位，胎心正常，其他无异常。

以下正常护理措施包括（　　　）

A. 卧床休息　　　　　　B. 鼓励进食　　　C. 外阴清洁、备皮

D. 对不能自行排尿者导尿　　E. 给予肥皂水灌肠

强化自测题答案

妇产科护理学技能实训强化自测题（一）

一、填空题

1. 60 ~ 70cm

2. 2000ml

3. 6 ~ 8s

4. 1 个月

5. 月经期妇女　阴道出血者　孕妇　产后 7d 内

6. 月经干净 3 ~ 7d

7. 髂棘间径　髂嵴间径　骶耻外径　坐骨结节间径　耻骨弓角度

8. 腿部运动　腰部运动　盘腿坐式　骨盆倾斜运动　盘坐运动　骨盆与背摇摆运动　脊柱伸展运动　双腿抬高运动

9. 1000ml

10. 头面部　胸部　腹部　四肢　背部

二、判断题

1. √　2. ×　3. √　4. ×　5. √　6. √　7. √　8. ×　9. √　10. ×

三、选择题

A_1 型题　1.C　2.C　3.B　4.B　5.E　6.D　7.C　8.E　9.B　10.C

A_2 型题　1.C　2.E　3.E　4.E　5.B　6.C　7.D　8.C　9.C　10.C

A_3 型题　1.A　2.C　3.D　4.C　5.B　6.D　7.C　8.C　9.D　10.C

B_1 型题　1.B　2.D　3.C　4.C　5.E　6.B　7.D　8.B　9.A　10.C

B_2 型题　1.B　2.D　3.F　4.H　5.A　6.C　7.E　8.F　9.A　10.C

X 型题　1.ABCD　2.ABDE　3.ABDE　4.ABCDE　5.ABCDE

妇产科护理学技能实训强化自测题（二）

一、填空题

1. 70cm

2. 半卧位

3. 鳞柱上皮交界

4. 16 ~ 22

5. 15cm

6. 2h

7. 30min

8. 8

9. 乙肝

10. 盆底肌　大腿　臀部

二、判断题

1. √　2. ×　3. ×　4. √　5. √　6. √　7. ×　8. ×　9. √　10. ×

三、选择题

A_1 型题　1.C　2.C　3.C　4.D　5.B　6.A　7.E　8.B　9.D　10.D

A_2 型题　1.A　2.C　3.C　4.E　5.D　6.A　7.B　8.C　9.C　10.A

A_3 型题　1.D　2.B　3.C　4.E　5.E　6.E　7.D　8.B　9.E　10.E

B_1 型题　1.A　2.D　3.B　4.C　5.C　6.B　7.A　8.D　9.B　10.D

B_2 型题　1.A　2.B　3.D　4.C　5.B　6.E　7.D　8.F　9.A　10.C

X 型题　1.CDE　2.ABCE　3.ABCDE　4.ABCD　5.ABCD

参 考 文 献

何仲，吴丽萍 . 2014. 妇产科护理学 . 北京：中国协和医科大学出版社

王建荣，皮红英，张雅君 . 2008. 基本护理技术操作规程与图解 . 北京：人民军医出版社

王立新，姜梅 . 2008. 实用产科护理及技术 . 北京：科学出版社

谢幸，苟文丽 . 2015. 妇产科学 . 北京：人民卫生出版社

郑修霞 . 2015. 妇产科护理学 . 北京：人民卫生出版社

参考文献